डायबिटीज
के साथ
स्वस्थ जीवन

डॉ. यतीश अग्रवाल
रेखा अग्रवाल

राजकमल प्रकाशन

पहला संस्करण : 2004
चौथी आवृत्ति : 2015

ISBN : 978-81-267-0953-3

सलाहकार : डॉ. उमेश कांसरा
अध्यक्ष, डायबिटोलॉजी विभाग,
सफदरजंग अस्पताल, नई दिल्ली
कलापक्ष : आकांक्षा
चित्र संयोजन : अभिमन्यु सिन्हा
आवरण : तापस सरकार
रूप-सज्जा : नरेश शर्मा

प्रकाशक : राजकमल प्रकाशन प्रा. लि.
1-बी, नेताजी सुभाष मार्ग, दरियागंज
नई दिल्ली-110 002

शाखाएँ : अशोक राजपथ, साइंस कॉलेज के सामने, पटना-800 006
पहली मंजिल, दरबारी बिल्डिंग, महात्मा गांधी मार्ग, इलाहाबाद-211 001
36 ए, शेक्सपियर सरणी, कोलकाता-700 017

वेबसाइट : www.rajkamalprakashan.com
ई-मेल : info@rajkamalprakashan.com

मुद्रक : बी.के. ऑफसेट
नवीन शाहदरा, दिल्ली-110 032

DIABETES KE SAATH SWASTH JEEVAN
by Dr. Yatish Agarwal & Rekha Agarwal
email : dryatish@yahoo.com

मूल्य : ₹ 60

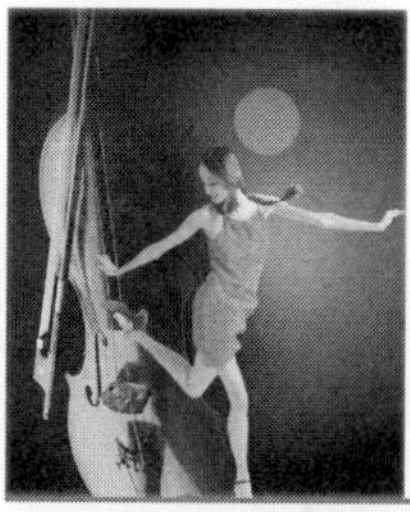

अनुक्रम

डायबिटीज : क्या, क्यों और कैसे

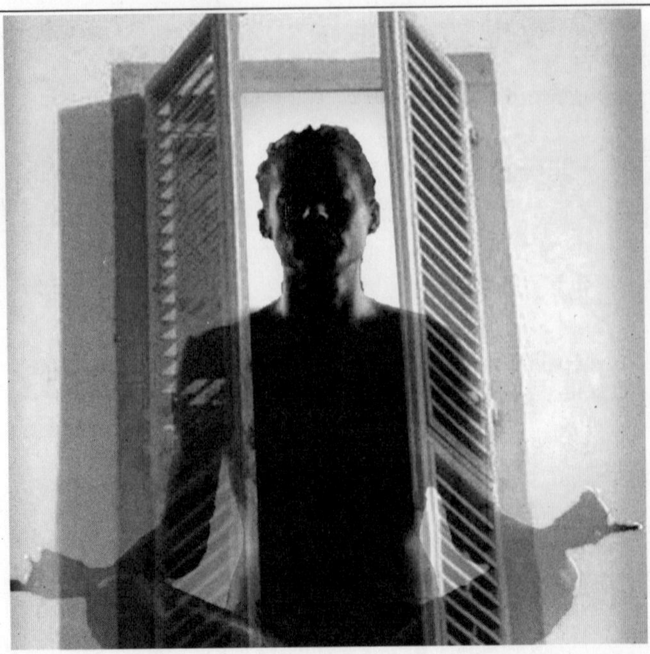

आज भारत डायबिटीज का सबसे बड़ा गढ़ है। दुनिया के किसी देश में डायबिटीज के इतने रोगी नहीं हैं जितने कि भारत में हैं। चिंता का विषय यह है कि रोगियों की संख्या दिनोंदिन बढ़ रही है। इस का सबसे बड़ा कारण हमारी दोषी जीवनशैली है, किंतु कुछ दोष जींस का भी है। जीने के रंग-ढंग में सुधार लाकर डायबिटीज से साफ बचा जा सकता है पर डायबिटीज हो जाने पर भी सतर्क रहकर स्वस्थ रह सकते हैं। पढ़िए डायबिटीज क्या है, उसके क्या-क्या रूप हैं, क्या लक्षण हैं, कैसे उसकी पुष्टि की जाती है और कैसे उसे वश में किया जा सकता है।

तंदुरुस्ती ! तू अमीरों के लिए वरदान है तो गरीबों की सबसे बड़ी पूँजी !
तुझे पाने के लिए कोई भी कीमत ज्यादा नहीं, क्योंकि
तू है तभी यह जिंदगी खुशनुमा है।

बेन जॉनसन
वॉलपोन

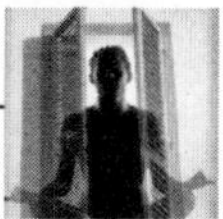

डायबिटीज आज पूरी दुनिया में फैली हुई है। विकसित देशों के साथ-साथ विकासशील देशों में भी जैसे-जैसे लोगों की जीवन शैली बदल रही है, उसके रोगियों की संख्या में तेजी से वृद्धि हो रही है। अनुमान यह है कि सन् 2025 तक रोग की वर्तमान दर में 170 प्रतिशत की वृद्धि होकर अकेले विकासशील देशों में ही डायबिटीज के रोगियों की गिनती 23 करोड़ के पार पहुँची होगी। चौंकाने वाली स्थिति यह है कि इसमें सबसे बड़ी संख्या भारतीयों की होगी। समझा जाता है कि देश में उस समय 5.7 करोड़ से अधिक लोगों को यह रोग होगा।

दुनिया में सन् 2025 में कितने मधुमेही होंगे

भारत	57,243,000	ब्राजिल	11,603,000
चीन	37,555,000	इंडोनेशिया	12,427,000
अमेरिका	21,892,000	पाकिस्तान	14,523,000
रूस	12,240,000	मेक्सिको	11,684,000
जापान	8,543,000	मिस्र	8,802,000

डायबिटीज की दर जानने के लिए भारत में हाल के वर्षों में कई छोटे-बड़े अध्ययन हुए हैं। इनसे जो तस्वीर उभरती है वह काफी चिंताजनक है। बड़े शहरों में वयस्कों के बीच 10-12 % को डायबिटीज होने के प्रमाण मिले हैं। गाँवों में स्थिति अभी इतनी नहीं बिगड़ी, वहाँ वयस्कों में 2-3 % को यह रोग है। कष्टदायक स्थिति यह थी कि जिस समय जाँच हुई, उस समय दो में से एक रोगी को अपने भीतर के रोग के बारे में कोई जानकारी नहीं थी। यह व्याधि पुरुषों और स्त्रियों में समान रूप से होती है। उस पर उम्र की सीमाएँ भी लागू नहीं होतीं। उसका एक रूप बचपन में ही प्रकट हो जाता है। अधिकांश मामलों में यह वयस्क होने पर उत्पन्न होती है। पर दूसरे देशों की तुलना में यह भारत में कुछ जल्द शुरू हो जाती है। हाल के कुछ सामुदायिक अध्ययनों में पाया गया कि 38 % रोगी 40 साल से कम उम्र के थे और 4-5 % 25 साल से भी छोटे थे।

यह सोच बिल्कुल गलत है कि डायबिटीज सिर्फ अमीर लोगों में होती है। सच्चाई यह है कि यह हर आर्थिक तबके में पाई जाती है। अमीरों में इसकी दर अधिक है, पर निर्धन भी इससे मुक्त कत्तई नहीं हैं। कुछ खास समुदायों – जैसे पारसी, ईसाई और दक्षिण भारतीय हिंदुओं – में यह अधिक आम है। यह स्थिति किसी सीमा तक उनके खानपान और रहन-सहन से जुड़ी हो सकती है, कुछ दोष जातीय जींस का भी है। कुछ समुदायों में मामा-भांजी, चचेरे-मौसेरे भाई-बहनों के बीच विवाह की परंपरा जैनेटिक दृष्टि से स्वस्थ नहीं है। डायबिटीज की उपज में जेनेटिक कारण महत्वपूर्ण हैं। माँ, पिता या भाई-बहन को रोग हो तो डायबिटीज होने की आशंका बढ़ जाती है।

डायबिटीज है क्या

धमनियों में दौड़ते रक्त में अनेक जीवनदायक तत्व मिले रहते हैं। इनमें से एक है शुगर जिसका कि सबसे सरल रूप ग्लूकोज़ है। खून में शुगर का असामान्य रूप से बढ़ जाना ही डायबिटीज है। यह रोग तब उत्पन्न होता है जब शरीर शुगर का ठीक से प्रयोग नहीं कर पाता।

सामान्य रूप से शुगर के रक्त में पहुँचने के दो ही माध्यम हैं। पहला भोजन, और दूसरा यकृत (लिवर)! भोजन में कई पोषक तत्व उपस्थित होते हैं, पर एक बड़ा हिस्सा कार्बोहाइड्रेट से बना होता है। कार्बोहाइड्रेट शुगर का संयुक्त रूप है। आमाशय और आँतों में पाचन-क्रिया से गुजरने के बाद यह ग्लूकोज़ और दूसरी सरल शर्करा में बदल जाता है। यह शुगर आँतों से खून में जज्ब हो जाती है। इस शुगर का शरीर के सुचारू ढंग से काम करने में बहुत बड़ा हाथ है। उसी से शरीर की कोशिकाएं शक्ति पाती हैं, पेशियां और विभिन्न अंग कार्य कर पाते हैं।

कोशिकाओं के द्वार से भीतर प्रवेश पाने के लिए शुगर को एक चाबी की जरूरत होती है। यह चाबी है इंसुलिन ! यह उदर की अग्न्याशय (पैन्क्रियाज़) ग्रंथि में बनने वाला हार्मोन है। अग्न्याशय के खास कोशिकीय द्वीप *आइलेट ऑफ लैंगरहेन* की बीटा-कोशिकाओं में इसका निर्माण होता है। भोजन करने के बाद जैसे ही खून में ग्लूकोज़ की मात्रा बढ़ती है, अग्न्याशय से छूटकर इंसुलिन रक्तसंचार प्रणाली में पहुँच जाती है। इंसुलिन कोशिकाओं के द्वार पर लगे तालों को खोल देती है। इससे शुगर कोशिकाओं के भीतर चली जाती है। खून में शुगर की मात्रा घट जाती है और अग्न्याशय से इंसुलिन आना बंद हो जाता है।

यकृत भी ग्लूकोज़ के इस खेल में अपनी पूरी भागेदारी रखता है। कोशिकाओं की जरूरत पूरी हो चुकने के बाद जब कभी खून में अतिरिक्त ग्लूकोज़ बच जाता है तो इंसुलिन के प्रभाव में यह उसे ग्लाइकोजन में बदल लेता है। यह ग्लाइकोजन आड़े वक्त हमारे काम आता है। देर तक भोजन न कर पाने से कभी अगर खून में ग्लूकोज़ कम हो जाता है, तो यकृत ग्लाइकोजन को तोड़कर ग्लूकोज़ में बदल

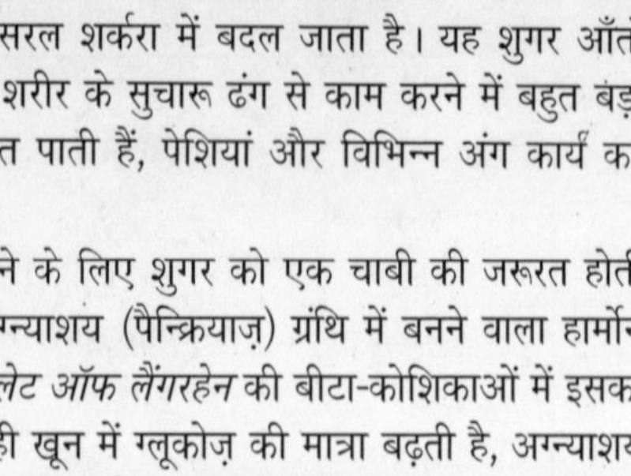

देता है। इससे खून में ग्लूकोज़ का स्तर सदा नपा-तुला और स्वस्थ सीमा में बना रहता है।

इंसुलिन के साथ-साथ कुछ अन्य हार्मोन भी खून में ग्लूकोज़ के स्तर को प्रभावित करते हैं। ग्लूकोगोन, ग्रोथ हार्मोन, ऐपिनेफरीन और कॉर्टिसाल इंसुलिन से उलट काम करते हैं। उनके प्रभाव से ग्लूकोज़ का कोशिकाओं में जाना रुक जाता है। दूसरा, यकृत से भी ग्लाइकोजन ग्लूकोज़ में परिवर्तित होकर रक्त में पहुँच जाता है।

सामान्य रूप से शरीर की अंतःस्राव प्रणाली ग्लूकोज़ के इस उतार-चढ़ाव पर अपनी पूरी नजर रखती है और ग्लूकोज़ के स्तर में अधिक फेर-बदल नहीं होने देती। पर डायबिटीज में यह संतुलन टूट जाता है। ग्लूकोज़ कोशिकाओं में प्रवेश नहीं कर पाता, रक्त में उसकी मात्रा बढ़ जाती है, और वह घुलकर मूत्र में नष्ट होने लगता है। यह स्थिति मूल रूप से दो कारणों से उत्पन्न होती है : या तो अग्न्याशय इंसुलिन बनाना बंद कर देता है या फिर कोशिकाओं के द्वार पर कसे ताले खोल पाने में इंसुलिन असमर्थ हो जाती है।

इसका शरीर पर गहरा प्रभाव पड़ता है। मूत्र में ग्लूकोज़ के नष्ट होने से मूत्र मीठा हो जाता है। आयुर्वेद में इसीलिए इसे मधुमेह कहा गया है। डायबिटीज मिलाइट्स का मायने भी यही है।

डायबिटीज की किस्में

डायबिटीज का मूल विकार खून में शुगर का बढ़े रहना है। यह दोषयुक्त स्थिति कई अलग-अलग कारणों से उत्पन्न हो सकती है। इसी आधार पर इसकी चार किस्मों की व्याख्या की गई है।

टाइप-१ डायबिटीज

टाइप-1 डायबिटीज अग्न्याशय में इंसुलिन न बन पाने से उत्पन्न होती है। खून में शुगर की मात्रा बढ़ने पर भी यह कोशिकाओं के भीतर प्रवेश नहीं कर पाती और नतीजतन खून में उसका स्तर बहुत बढ़ जाता है। यह व्याधि बचपन या किशोरावस्था में ही प्रकट हो जाती है। इसमें जीवित रहने के लिए रोगी को इंसुलिन के टीके लेने पड़ते हैं।

टाइप-1 डायबिटीज शरीर की रोगबचाव (इम्यून) प्रणाली के बागी होने से जन्म लेती है। जिस प्रकार किसी बैक्टीरिया या विषाणु के शरीर में घुसने पर इम्यून प्रणाली उन्हें तहस-नहस कर देती है, ठीक वैसे ही इस रोग में यह प्रणाली अग्न्याशय की बीटा-कोशिकाओं को दुश्मन मान नष्ट कर देती है। शरीर की स्वस्थ कोशिकाओं के प्रति उसका यह उलट व्यवहार सचमुच एक रहस्यमय पहेली है, पर अब तक जुटे साक्ष्यों के आधार पर यह कहा जा सकता है कि यह स्थिति कई कड़ियों के मिलन से पैदा होती है। पहली कड़ी व्यक्ति की खास जैनेटिक संरचना है, जिस पर कुछ विशेष विषाणुओं का हमला आग पर घी का काम करता है। वैज्ञानिकों ने छठे गुणसूत्र (क्रोमोजोम) पर कुछ ऐसे ऊतक अनुकूल ऐंटिजन खोजे हैं जिनके होने पर टाइप-1 डायबिटीज होने की आशंका कई गुना बढ़ जाती है।

डायबिटीज के पाँच प्रतिशत मामले टाइप-1 प्रकार के होते हैं। यह रोग प्रायः किसी रोग के बाद अचानक ही प्रकट हो जाता है। लेकिन कभी-कभी उसका बोध रोग उपजने के कई साल बाद शरीर की जैव रासायनिकी के बिगड़ने पर ही चलता है।

टाइप-२ डायबिटीज

यह डायबिटीज की सर्वाधिक पाई जानेवाली किस्म है। देश में डायबिटीज के 95-96

प्रतिशत मामले इसी के होते हैं। पूर्व में यह अधेड़ उम्र की व्याधि गिनी जाती थी। उसकी उपज प्रायः जीवन के 45 वसंत देख लेने के बाद होती थी, पर अब यह कम उम्र के लोगों को भी होने लगी है। इसकी दर किशोरों और युवाओं में लगातार बढ़ रही है।

टाइप-2 डायबिटीज में अग्न्याशय की बीटा-कोशिकाएं इंसुलिन तो बनाती हैं, पर या तो यह पूरी मात्रा में नहीं बनती या कोशिकाओं पर उसका प्रभाव खत्म हो जाता है। नतीजतन रक्त में ग्लूकोज़ का स्तर संयत नहीं रह पाता। टाइप-2 डायबिटीज के अधिकतर रोगी भारी बदन के होते हैं। यह मोटापा ही इंसुलिन के ठीक से कार्य न कर पाने के लिए दोषी ठहराया गया है। शारीरिक निष्क्रियता का भी इसकी उपज में हाथ समझा जाता है।

टाइप-2 डायबिटीज में रक्त ग्लूकोज़ को संयम में लाने के लिए जीवन शैली पर पूरा ध्यान देना पड़ता है। कई मामलों में संतुलित खानपान और नियमित व्यायाम से ही रक्त ग्लूकोज़ सामान्य हो जाता है। जिनमें इससे स्थिति नहीं संभलती उन्हें डायबिटीज-रोधी दवा लेनी पड़ती है। कुछेक विषम परिस्थितियों में इंसुलिन की भी जरूरत पड़ती है।

इस रोग का पता प्रायः रक्त ग्लूकोज़ की जाँच होने पर ही लग पता है।

गर्भावस्था की डायबिटीज (जेस्टेशनल डायबिटीज मिलाइट्स)

यह स्त्री के गर्भवती होने पर प्रकट होती है, इसीलिए इसे जेस्टेशनल डायबिटीज कहा जाता है। यह व्याधि प्रायः गर्भावस्था की दूसरी या तीसरी तिमाही में सामने आती है। इसका संबंध गर्भावस्था में उपजनेवाले हार्मोन से होता है जो इंसुलिन के प्रभाव को निष्क्रिय कर देते हैं। यह शिशुजन्म के बाद अपने से सुप्त अवस्था में चली जाती है। ब्लड शुगर सामान्य पर लौट आती है। लेकिन आगे चलकर इन स्त्रियों को टाइप-2 डायबिटीज हो सकती है। इस आशंका के प्रति उन्हें सदा सचेत रहना होता है।

डायबिटीज की विशिष्ट किस्में

कभी-कभी डायबिटीज दूसरे किसी रोग या विकार के अंश के रूप में भी उत्पन्न हो जाती है। इन स्थितियों में प्रमुख हैं :

- लंबे समय से चला आया अग्न्याशयशोथ (क्रोनिक पैन्क्रिएटाइटिस) रोग
- हार्मोन प्रणाली की व्याधियाँ—जैसे एक्रोमिगेली, कुशिंग सिन्ड्रॉम, फियोक्रोमोसाइटोमा और हाइपरथायराइडिज्म
- कुछ दवाओं जैसे कार्टिकोस्टीराएड, डाइलेंटिन, थायजाइड, निकोटिनिक ऐसिड, थायराइड हार्मोन और इंटरफरोन का लंबे समय तक सेवन
- वेकोर नामक चूहामार रसायन और पैंटामिडिन द्वारा बीटा-कोशिकाओं का नाश
- यकृत के रोग— सिरहासिस और हैपेटाइटिस
- बीटा कोशिकाओं के जेनेटिक विकार
- कुपोषण

डायबिटीज के लक्षण

डायबिटीज का जब पता चलता है तो अक्सर मन सन्न सा रह जाता है। लगता है कि सब ठीक-ठाक तो चल रहा था, जरूर जाँच में ही कोई गलती हुई होगी। भीतर इसी प्रकार गुपचुप

बने रहना और अपना कोई सुराग न देना इस रोग की विशेषता है। अनेक मामलों में कई वर्षों तक इसी कारण उसके होने का पता नहीं चल पाता। कभी-कभी रक्त ग्लूकोज़ के बढ़ने पर स्पष्ट लक्षण भी दिखाई देते हैं :

अधिक मात्रा में मूत्र बनना और प्यास लगना। जब खून में ग्लूकोज़ बढ़ जाता है और खून साफ होने के लिए गुर्दों में पहुँचता है, तो गुर्दे ग्लूकोज़ को जज्ब नहीं कर पाते। नतीजतन ग्लूकोज़ मूत्र में नष्ट होने लगता है। इससे मूत्र में पानी की मात्रा बढ़ जाती है और बार-बार मूत्र-त्याग करना पड़ता है। रात में भी उठना पड़ता है। मूत्र की मात्रा बढ़ने से शरीर की पानी की जरूरत बढ़ जाती है और बार-बार प्यास लगती है।

थकान और कमजोरी की अनुभूति। ग्लूकोज़ के कोशिकाओं में न पहुँच पाने से शरीर को ऊर्जा नहीं मिल पाती। इससे शरीर कमजोरी महसूस करता है, थकान रहती है, स्वभाव के विपरीत बात-बात पर खीझ आती है।

वजन में परिवर्तन। टाइप-2 डायबिटीज में शुगर की कमी बनी रहने के कारण भूख बढ़ने से वजन में बढ़ोतरी हो सकती है। इसके विपरीत टाइप-1 डायबिटीज में रोग के अधिक प्रचंड होने पर शरीर की जैव-रसायनिकी बिगड़ जाती है। ठीक इलाज न मिलने पर शरीर गलने लगता है। शरीर के प्रोटीन और वसीय भंडार नष्ट होते जाते हैं, देह और पेशियाँ सूखकर काँटा हो जाती हैं।

जख्म समय से न भरना। रक्त ग्लूकोज़ अधिक बने रहने से ऊतकों की क्षतिपूर्ति और भराई में सामान्य से अधिक समय लगने लगता है जिससे घाव भरने में देर लगती है।

त्वचा, जननांग और मूत्रीय तंत्र का संक्रमण। रक्त ग्लूकोज़ बढ़े रहने से बार-बार फोड़े-फुंसियाँ हो सकती हैं। त्वचा, जननांग और मूत्रीय प्रणाली में बार-बार इंफेक्शन हो सकता है। फफूंद के संक्रमण की भी प्रबल आशंका रहती है।

मसूड़ों की सूजन और पायरिया। डायबिटीज में मुँह का स्वास्थ्य बिगड़ जाता है। बैक्टीरिया का जमवाड़ा होने से मुँह से दुर्गंध आती है। मसूड़ों में पायरिया हो जाता है। मसूड़ों पर मैल की परत जम जाती है। यह परत धीरे-धीरे सख्त होकर पत्थर जैसी हो जाती है। मसूड़े सूज जाते हैं। उनसे खून और मवाद आने लगता है। दाँतों के आसपास की हड्डी गलने लगती है। इससे दाँत हिलने लगते हैं और गिर जाते हैं।

अंग सुन्न होना, सूइयाँ चलना और झनझनाहट। कुछ वर्ष के बाद डायबिटीज का दुष्प्रभाव तंत्रिकाओं पर भी दिखने लगता है। इस कारण कई प्रकार के लक्षण प्रकट हो सकते हैं। संवेदी तंत्रिकाओं के आहत होने से हाथ-पैर सुन्न हो जाते हैं, सूइयाँ चुभती मालूम दे सकती हैं, झनझनाहट होती है और स्पर्श, ताप और दाब की अनुभूति नष्ट हो सकती है। पैर, पिंडलियाँ, हाथ और बांहों में जलन और दर्द हो सकता है। पाचन तंत्र की तंत्रिकाओं के ऊपर रोग का दुष्प्रभाव होने पर पेट में अफरन, डायरिया, कब्ज हो सकती है। पुरूषों में जननांगीय दुर्बलता उत्पन्न हो सकती है।

नजर का धुँधलापन। शुगर बढ़ने पर आँखों के लेंसों पर भी दुष्प्रभाव पड़ता है। उनके भीतर का पानी सूख जाता है जिससे दृष्टि धुंधली हो जाती है। चश्मे का नंबर बार-बार बदल जाता है। कुछ वर्ष बीतने पर दृष्टिपटल में नई कमजोर धमनियां फूट पड़ती हैं और उनमें

रक्त-स्राव होने पर दृष्टि जाती रह सकती है।

कुछ अन्य लक्षण। कोरोनरी हृदय रोग, गुर्दों की खून छानने वाली इकाइयों (ग्लॉम्यूरलाई) के रुग्ण होने से उत्पन्न नेफरोपैथी तथा फेफड़ों की तपेदीक (टी.बी.) का भी डायबिटीज से सीधा जुड़ाव है। कई बार उनके कारणों की खोजबीन करने पर ही डायबिटीज का बोध होता है।

रोग की पुष्टि

रक्त ग्लूकोज़ जाँच डायबिटीज-निदान का सबसे विश्वसनीय तरीका है। यदि खाली पेट (फास्टिंग अवस्था में) जाँच कराने पर रक्त ग्लूकोज़ 126 mg/dl और भोजन या 75 ग्राम ग्लूकोज़ लेने के दो घंटे बाद (पोस्ट-प्रेंडियल या पीपी) रक्त ग्लूकोज़ 200 mg/dl से अधिक मिले, तो रोग की पुष्टि हो जाती है।

यदि किसी समय अचानक ही जाँच की जाए और रक्त ग्लूकोज़ 200 mg/dl से अधिक हो, तब भी डायबिटीज की शुबहा उत्पन्न हो जाती है। ऐसे में खाली पेट (फास्टिंग) और 75 ग्राम ग्लूकोज़ लेने के दो घंटे बाद रक्त ग्लूकोज़ की जाँच की जाती है। यह टेस्ट ओरल ग्लूकोज़ टालरेंस टेस्ट (ओ.जी.टी.टी.) है।

ओरल ग्लूकोज़ टालरेंस टेस्ट के नतीजे

ब्लड शुगर	सामान्य सीमा	जोखिम-भरा स्तर	डायबिटीज की पुष्टि
खाली पेट (फास्टिंग) (mg/dl में)	110 तक	111-125	126 या अधिक
75 ग्राम ग्लूकोज़ लेने के 2 घंटे बाद (mg/dl में)	140 तक	141-199	200 या अधिक

उपचार की राह

अब तक ऐसी कोई दवा नहीं बनी जिसकी मदद से डायबिटीज जड़ से खत्म की जा सके। लेकिन खानपान में संतुलन, व्यायाम और दवा से रोग वश में लाया जा सकता है। यह सोच गलत है कि कौन इस असाध्य रोग के उपचार में जुटा रहे। लापरवाही बरतने से जीवन का बचा-खुचा सुख भी मिट जाता है। ब्लड शुगर के कंट्रोल में न रहने पर कुछ साल बाद ही शरीर के महत्वपूर्ण अंग, जैसे हृदय, रक्त धमनियाँ, आँखें, गुर्दे और स्नायुतंत्र अस्वस्थ हो जाते हैं। उम्र तो घटती ही है, जीवन भी पहाड़-सा बन जाता है। जबकि समुचित उपचार से शरीर स्वस्थ और निरोग बना रह सकता है।

जैसे हाथ में पाँच अंगुलियाँ हैं, वैसे ही डायबिटीज का उपचार भी पाँच चीजों पर टिका है – संतुलित खानपान, हर दिन नियम से व्यायाम, वजन पर नियंत्रण, शरीर की समुचित देखरेख, तथा आवश्यक होने पर डॉक्टर की देखरेख में डायबिटीज-रोधी गोलियाँ या इंसुलिन के टीके।

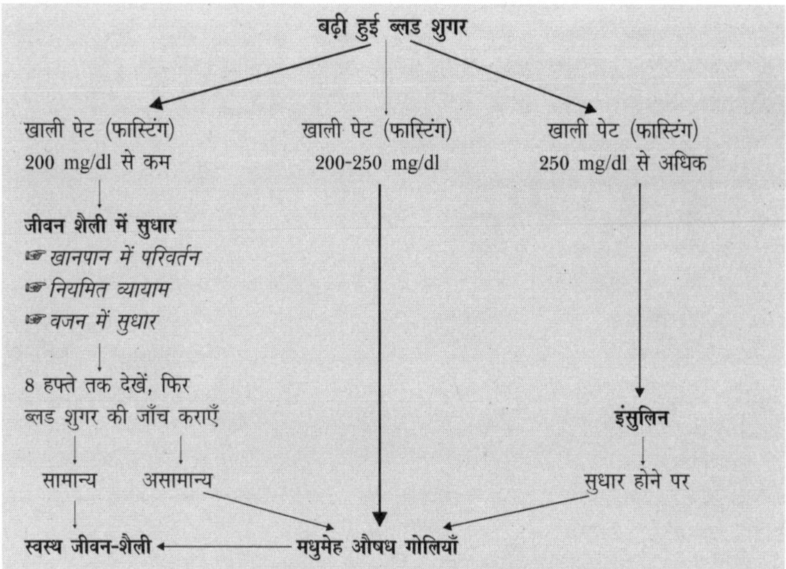

डायबिटीज में उपचार के मूल नियम

डायबिटीज में उपचार के लक्ष्य भी स्पष्ट निर्धारित हैं। प्रयास यह रहता है कि ब्लड शुगर पर नियंत्रण रहे, रक्तचाप और वजन बढ़ने न पाए और कोलेस्टेरॉल पर भी अंकुश रहे।

डायबिटीज के साथ जीवन : लक्ष्य और मंजिलें

- **ब्लड शुगर पर नियंत्रण रखें**

जाँच	*अपेक्षित स्तर*
खाली पेट ब्लड शुगर	90 से 130 mg/dl
भोजन के दो घंटे बाद की ब्लड शुगर	180 mg/dl से कम
ग्लाइकोस्लेटिड हीमोग्लोबिन (HbA_{1c})	7 प्रतिशत से कम

- **रक्तचाप पर ध्यान दें**

  130/80 मि.मी. मरक्यूरी से कम रखें

- **वजन संतुलन में रखें**
- **कोलेस्टेरॉल पर अंकुश रखें**

एल.डी.एल. कोलेस्टेरॉल	100 mg/dl से कम
ट्राइग्लिसराइड	150 mg/dl से कम
एच.डी.एल. कोलेस्टेरॉल	40 mg/dl से अधिक

यह जान लेना जरूरी है कि उपचार में भटकाव की गुंजायश नहीं। किसी विज्ञापन या किसी परिचित के कहे में नीम-हकीमी करने से कई बार रोग बिगड़ जाता है और फिर आसानी से हाथ नहीं आता। कोई भी इलाज आजमाने से पहले उसकी वैज्ञानिक दृष्टि से परख अवश्य करें।

स्वस्थ जीवनशैली में छिपी है बचाव की राह

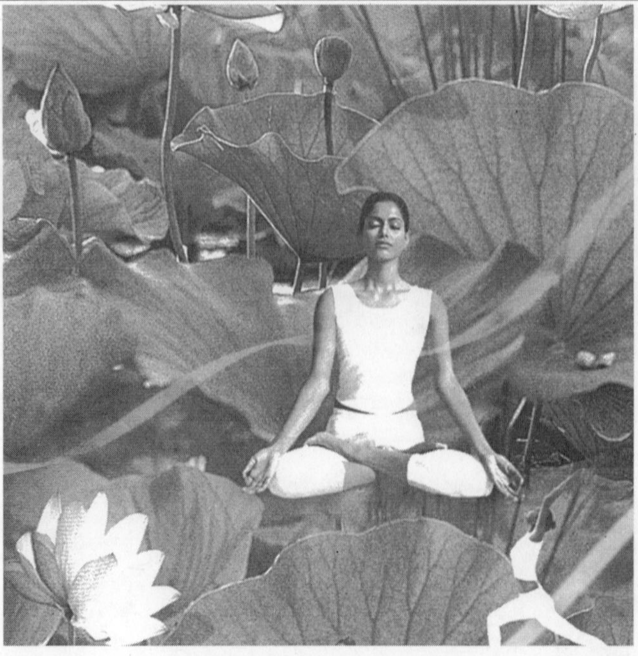

डायबिटीज को उत्पन्न करने वाले कई महत्वपूर्ण जोखिमकारी तत्त्व हाल के वर्षों में पहचान लिए गए हैं। उनमें से कुछ पर विजय पाना बहुत कुछ अपने हाथ में है। यह सोच सरासर गलत है कि यह रोग अधिक मीठा खाने से होता है। जरूरत तो जीवन शैली में सुधार लाकर जीवन स्वस्थ और सुखमय बनाए रखने की है। उलट-पुलट भोजन की बजाय संतुलित खानपान, घड़ी की सूइयों को नजरअंदाज कर नियमित व्यायाम और काया को मोटापे से बचाकर आप चाहें तो डायबिटीज से बच सकते हैं।

किं सौख्यमरोगिता जगति जन्तोः।
(सुख क्या है ? प्राणी की संसार में आरोगिता)

नारायण पंडित
हितोपदेश, 1/147

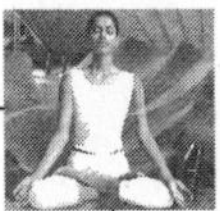

डायबिटीज के 95 प्रतिशत मामले टाइप-2 के होते हैं। उनकी उपज में माता-पिता से मिले जींस तो महत्वपूर्ण हैं ही, जीवन शैली का भी बहुत बड़ा हाथ है। आधुनिक युग में जैसे-जैसे यांत्रिकता बढ़ी है, शारीरिक मेहनत-मशक्कत कम हुई है, खानपान बिगड़ा है, फास्ट फुड का प्रचलन बढ़ा है, भोजन की उपलब्धता बढ़ी है, वैसे-वैसे डायबिटीज के रोगियों की संख्या बढ़ती गई है। यह इस दोषयुक्त जीवन शैली का ही कसूर है कि गाँवों की तुलना में शहरियों में डायबिटीज पाँच गुना अधिक दर से हो रही है। व्यापक पैमाने पर सामुदायिक अध्ययन करने के पश्चात् यह निचोड़ निकाल पाना जरा मुश्किल नहीं कि डायबिटीज के गर्भ में जो कारक हैं, उनका वर्तमान पुश-बटन ऐज से प्रत्यक्ष-अप्रत्यक्ष रूप में जुड़ाव है। चाहे मोटापे को लें चाहे शारीरिक निष्क्रियता को, बढ़े हुए कोलेस्टेरॉल की चर्चा करें या बढ़े हुए रक्तचाप की, ये सभी जोखिमकारी तत्त्व कहीं न कहीं एक ही डोर में बंधे हुए हैं।

प्रमुख जोखिमकारी तत्त्व

नवीनतम शोध के अनुसार निम्नांकित तत्त्व डायबिटीज की उपज में घनिष्ट रूप से जुड़े हुए हैं :

● ***रक्त संबंधियों में डायबिटीज।*** परिवार में माता-पिता या भाई-बहन को डायबिटीज होने पर उस परिवार के अन्य सदस्यों को भी डायबिटीज होने की आशंका बढ़ जाती है। यह एक ऐसा जोखिमकारी तत्त्व है जिस पर किसी का वश नहीं चलता। बस, थोड़ा और चौकस होने की जरूरत होती है !

● ***मोटापा।*** वजन का सामान्य से अधिक होना डायबिटीज की उपज में एक बड़ा जोखिमकारी तत्त्व है। टाइप-2 डायबिटीज के 80 प्रतिशत रोगी स्थूल शरीर के होते हैं। अध्ययनों में पुष्टि हुई है कि बेजल मैटाबोलिक इंडेक्स (बी. एम.आई.) के 25 से अधिक होने पर डायबिटीज उपजने की आशंका बढ़ जाती है। मोटापा इंसुलिन की कार्यशीलता घटा देता है। मोटापा होने पर इंसुलिन कोशिकाओं के द्वार पर ग्लुकोज़ के लिए लगे तालों को ठीक से खोल नहीं पाता। इसी से खून में ग्लुकोज़ का स्तर बढ़ जाता है। जिन लोगों को

बेजल मेटाबॉलिक इंडेक्स												
	स्वस्थ सीमा		सामान्य से अधिक वजन					मोटापा				
बीएमआई	*19*	*24*	*25*	*26*	*27*	*28*	*29*	*30*	*35*	*40*	*45*	*50*
लंबाई			*वजन (किलोग्राम में)*									
4'10"	41	52	54	56	59	61	63	65	75	87	98	108
4'10"	43	54	56	58	60	63	65	67	79	90	101	112
5'0"	44	56	58	60	63	65	67	70	81	93	105	116
5'1"	45	58	60	62	65	67	70	72	84	96	108	120
5'2"	47	60	62	65	67	70	72	75	87	99	112	123
5'3"	49	62	64	66	69	72	74	77	90	102	115	128
5'4"	50	64	66	69	71	74	77	79	93	105	119	132
5'5"	52	65	68	71	74	76	79	82	95	109	123	136
5'6"	54	67	70	73	76	79	81	85	98	112	126	140
5'7"	55	70	72	75	78	81	84	87	101	116	130	145
5'8"	57	72	75	78	80	84	86	90	105	119	134	149
5'9"	58	74	77	80	83	86	89	92	107	123	138	154
5'10"	60	76	79	82	85	89	92	95	110	126	142	158
5'11"	62	78	81	85	88	91	95	98	114	130	146	163
6'0"	64	80	84	87	90	94	97	100	117	134	150	167
6'1"	65	81	86	90	93	96	100	103	120	137	155	172
6'2"	67	85	88	92	95	99	102	106	124	141	159	177
6'3"	69	87	91	95	98	102	105	109	127	145	163	181
6'4"	71	90	93	97	100	105	108	111	130	149	168	186

डायबिटीज होती है, उनके वजन कम करने मात्र से ही शुगर नियंत्रण में आ जाती है। इंसुलिन पुनः पहले जैसे काम करने लगती है।

● **शारीरिक निष्क्रियता।** कोई जितना कम शारीरिक श्रम करता है, उसे डायबिटीज होने का जोखिम उतना ही बढ़ जाता है। नियमित व्यायाम के अनेक लाभ हैं– वजन कम किया जा सकता है, इंसुलिन की कार्यक्षमता बेहतर हो जाती है, ग्लूकोज़ ज्यादा आसानी से कोशिकाओं के भीतर जाने लगता है, फलस्वरूप ब्लड शुगर पर नियंत्रण बेहतर हो जाता है। परिवार में डायबिटीज हो, तो इस ओर और भी ध्यान देने की जरूरत है।

● **ब्लड प्रेशर और कोलेस्टेरॉल का गणित।** किसी का ब्लड प्रेशर 140/90 अंकों से अधिक रहे, स्वास्थ्यवर्धक एच.डी.एल. कोलेस्टेरॉल घटकर 35 mg/dl से कम रह जाए, ट्राइग्लिसराइड बढ़ कर 250 mg/dl के पार चले जाए तो उसे भी डायबिटीज के प्रति सजग हो जाना चाहिए। समझ लें कि जीवन शैली में जल्द सुधार नहीं किया तो रोग द्वार पर खड़ा दस्तक दे रहा है।

● **स्त्रियों में जोखिम के विशेष चिह्न।** जिस किसी स्त्री को पूर्व में पॉलीसिस्टिक ओवेरियन डिज़ीज रही हो, गर्भवती होने पर ब्लड शुगर असामान्य तौर पर बढ़ गया हो या जिसने नौ

पाउंड से अधिक वजन के बच्चे को जन्म दिया हो, उसे जीवन में डायबिटीज के प्रति सावधान रहना चाहिए।

● **उम्र।** उम्र बढ़ने के साथ भी डायबिटीज का जोखिम बढ़ता जाता है। जीवन में 45 वसंत देख लेने के बाद रोग के प्रति अधिक सजग होने की आवश्यकता होती है। यह उम्र की दस्तक आधुनिक युग में कम उम्र से सुनी जाने लगी है। हाल के वर्षों में 30 और 40 की उम्र के अधिकाधिक व्यक्ति डायबिटिक होते देखे गए हैं।

निकालें अपना बेजल मेटाबॉलिक इंडेक्स

अपनी लंबाई नापिये और वजन तौल लीजिए ! और फिर पृष्ठ 14 पर दिए गए चार्ट में मिलान कर जान लीजिए कि आपका बी.एम.आई. कितना है।

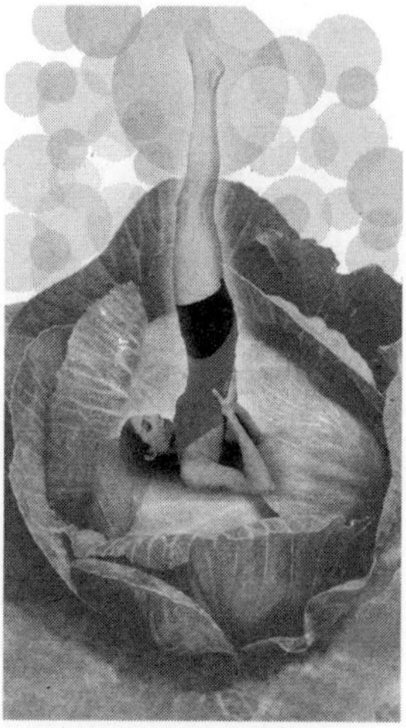

बचाव की राह पर

स्वस्थ जीवन-शैली ही डायबिटीज से बचाव का सरल मार्ग है। यह राह बचपन से ही अपना लेने में हित है। कोई जीवन में शुरू से ही खानपान, व्यायाम और वजन के प्रति अनुशासित रहे तो वह डायबिटीज से बचा रह सकता है। इसका सुफल यह है कि उसके डायबिटिक होने का खतरा 50-60 प्रतिशत घट जाता है।

डायबिटीज से बचे रहने के लिए जरूरी उपाय

● **संतुलित भोजन**

❖ कैलोरी जरूरत के मुताबिक ही लें।

❖ वसा सीमित मात्रा में लें।

❖ कुल कैलोरी का 10 प्रतिशत से कम हिस्सा संतृप्त वसा का हो। यानी जंक फूड और फास्ट फूड को तिलांजली दे दें।

❖ घी और मक्खन सीमित मात्रा में प्रयोग करें।

❖ खाना पकाने के लिए असंतृप्त वसा वाले तेल जैसे सूरजमुखी, करडी, मकई, सरसों और मूँगफली के तेल रला-मिला कर इस्तेमाल करें।

❖ अधिक मात्रा में प्राकृतिक रेशेदार चीजों का सेवन करें।

● **नियमित व्यायाम**

❖ हफ्ते में कम-से-कम 150 मिनट व्यायाम करें। चुस्त गति से की गई सैर, तैराकी, साइकलिंग और बैडमिंटन या टेनिस जैसा कोई खेल इसकी पूर्ति कर सकता है।

● **संतुलित वजन**

❖ यदि वजन सामान्य से अधिक है, तो वजन में पाँच प्रतिशत की भी कमी डायबिटीज का जोखिम घटाने में सहायक है। चुस्त-दुरुस्त जीवन-शैली अपनाएँ और वजन संतुलित रखें।

संतुलित भोजन : उपचार की पहली कड़ी

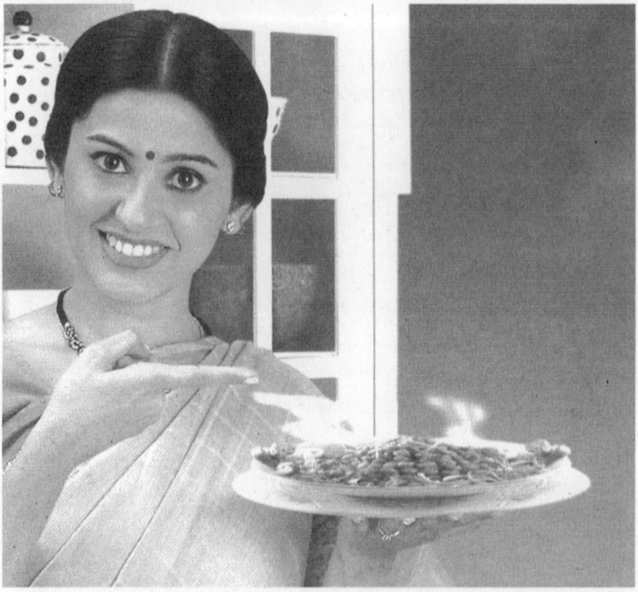

डायबिटीज में आहार की बात आते ही मन-मस्तिष्क में तरह-तरह की पाबंदियाँ का नक्शा खिंच आता है। लगता है अब निगोड़ी जुबान के दिन लद गए। मीठा दूर, चावल और आलू भी नसीब न होंगे। इलाज शुरू करते हुए डॉक्टर दवा के पर्चे के साथ आहार संबंधी बंदिशों की एक लंबी सूची थमा देते थे। पर नए वैज्ञानिक शोध ने यह सब उलट-पुलट करके रख दिया है। जरूरत बहुत परहेज और पाबंदियों की नहीं है, मात्र अनुशासन बरतने की है। फर्क यह है कि जब तक रोग न हो लोग खुद के साथ ज्यादती करने से बाज नहीं आते, जबकि मधुमेही होने पर नपा-तुला, संतुलित, पौष्टिक आहार अनिवार्यता बन जाती है।

आहार शुद्ध होगा, तो शरीर, वाणी, मन और मस्तिष्क भी शुद्ध होंगे।

छांदोग्य उपनिषद् (6:26:2)

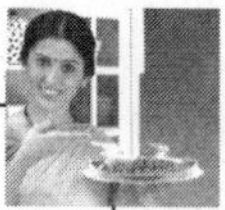

डायबिटीज का पता चलते ही भीतर जैसे कुछ टूट सा जाता है। लगता है कि अब रही-सही उम्र बंदिशों में ही बीतेगी। सबसे ज्यादा गाज खानपान पर गिरेगी। न मिठाई, केक-पेस्ट्री, आइसक्रीम नसीब होंगे, न आलू-चावल। चाय-दूध भी फीका पीना होगा। किंतु आधुनिक वैज्ञानिक अनुसंधान ने यह साबित कर दिखाया है कि इस प्रकार की पाबंदियाँ डायबिटीज में कत्तई बेमायने हैं। चाहे यह बात आसानी से गले नहीं उतरती, पर न तो मीठा बंद करने की जरूरत है, न चीनी छोड़ने की ! जरूरत है तो सिर्फ समय से भोजन करने की, उसे संतुलित अनुपात में लेने की और उसे सही मात्रा में ग्रहण करने की जिससे कि शरीर स्वस्थ और हृष्ट-पुष्ट बना रह सके। न तो अपने साथ अति करें, न ही ऐसा भोजन करें कि शरीर किसी पोषक तत्व के लिए तरसता रह जाए। हर दिन भोजन ऐसा हो कि उसकी स्वादिष्टता बनी रहे और शरीर तीनों मूल पोषक तत्व–कार्बोहाइड्रेट, प्रोटीन, वसा–प्राप्त कर सके।

कार्बोहाइड्रेट

कार्बोहाइड्रेट ऊर्जा का प्रमुख स्रोत हैं। उनसे शरीर के सभी अंगों को काम करने की शक्ति मिलती है। मस्तिष्क सोचता-विचारता है, दिल की धड़कनें जिंदा रहती हैं, पेशियाँ मुस्तैदी से भाग-दौड़ पाती हैं। कार्बोहाइड्रेट मूलतः शुगर से बने होते हैं। नाना प्रकार की शुगर–जैसे ग्लूकोज़, फ्रक्टोज़, सुक्रोज़, माल्टोस और लैक्टोस; शुगर ऐल्कोहॉल–जैसे सॉर्बिटॉल, ज़ाइलीटॉल और मैनीटॉल; तथा स्टार्च–जैसे एमिलोस और एमिलोपेक्टिन, कार्बोहाइड्रेट के ही विविध रूप हैं।

अब तक यह समझा जाता था कि ऐसे सभी कार्बोहाइड्रेट जिनमें शुगर सरल रूप में होती है–जैसे चीनी, शहद, मिठाई, गोलियाँ, टॉफी, चॉकलेट, जैम, केक-पेस्ट्री–से डायबिटीज में परहेज बरतना जरूरी है। सोच यह थी कि यह बहुत आसानी से और बहुत जल्दी पच जाते हैं जिससे इनके भीतर की शुगर तुरंत जज्ब होकर खून में पहुँच जाती है। इसी सोच के तहत उन कार्बोहाइड्रेट को सुरक्षित माना जाता था जिनकी संरचना जटिल है। लेकिन हाल के शोधपरक अध्ययनों से यह निष्कर्ष निकला है कि सभी कार्बोहाइड्रेट–चाहे मिठाई और

चाहे स्टार्च–ब्लड शुगर पर एक जैसा असर डालते हैं। अतः मीठे पर पूर्ण प्रतिबंध अनुचित है।

स्वस्थ आहार के लिए कार्बोहाइड्रेट की कुल मात्रा पर ध्यान देना जरूरी है। दैनिक कैलोरी का कुल 50-60% अंश ही कार्बोहाइड्रेट से प्राप्त करना उचित है। इसमें हर प्रकार के कार्बोहाइड्रेट सम्मिलित हो सकते हैं, पर मिठाई पर जोर देना इसलिए ठीक नहीं कि यह कोरी कैलोरी है, जिसमें कोई पोषक गुण नहीं होता। इसकी तुलना में अनाज, चावल, दालें, आलू और शक्करकंदी जैसे स्टार्च-युक्त कार्बोहाइड्रेट, फ्रक्टोज़ और विटामिन देनेवाले फल, लैक्टोस देनेवाला दूध और दुग्ध उत्पाद, और हरी सब्जियाँ कहीं अधिक स्वास्थ्यवर्धक हैं। उनसे विटामिन, खनिज, प्राकृतिक रेशा और दूसरे अनिवार्य पोषक तत्व मिलते हैं जो स्वास्थ्य के लिए जरूरी हैं।

कृत्रिम स्वीटनिंग ऐजेंट

चीनी, गुड़ और शक्कर के स्थान पर मिठास पैदा करने वाले ऐसे स्वीटनिंग ऐजेंट भी उपलब्ध हैं जिनमें चीनी जैसी मिठास तो होती है पर कैलोरी बिल्कुल न के बराबर होती हैं।

सैकरीन : सबसे पुरानी स्वीटनिंग ऐजेंट सैकरीन है। यह बाजार में स्वीटेक्स के नाम से उपलब्ध है और स्वास्थ्य की दृष्टि से हानिरहित है। उसमें एक कमी है कि उसके प्रयोग के बाद मुँह पलभर के लिए कसैला हो जाता है।

एस्परटेम : रासायनिक संरचना की दृष्टि से एस्परटेम सैकरीन से बिल्कुल भिन्न है। यह दो अमीनो-एसिड्स एस्पार्टिक एसिड और फिनाइल-एलानीन के मिलन से बनता है। इसकी मिठास चीनी से 200 गुना है, पर कैलोरी बिल्कुल न के बराबर होती हैं। यह मुँह को कसैला नहीं छोड़ता। यह शुगर-फ्री और इक्वल के नाम से बाजार में उपलब्ध है।

प्रोटीन

बचपन से ही यह पाठ पढ़ाया जाता है कि तंदुरुस्त रहने के लिए प्रोटीन लेना जरूरी है। यह शरीर के भीतर चल रहे निर्माण कार्य और मरम्मत के काम आती है। कुल दैनिक कैलोरी का 10-20% अंश प्रोटीन से बना होना जरूरी है। इसकी पूर्ति दालें, सोयाबीन, अनाज, मूँग-फली, दूध, पनीर, मांस, मछली, मुर्गे और अंडे खाकर पूरी की जा सकती है। सप्रेटा दूध, उससे बना पनीर, और दालें मांस, मुर्गे और अंडे से बेहतर हैं, चूँकि उनमें वसा का अंश कम है।

वसा

वसा से ऊर्जा तो मिलती ही है, वह भोजन से विटामिन ए, डी, ई और के जज्ब करने के लिए भी जरूरी है। उससे शरीर ठंड से बचा रहता है, चुनिंदा हॉर्मोन बनाता है और तंत्रिकाओं के लिए इन्सुलेशन जुटाता है। दैनिक कैलोरी का 20-30% अंश वसा से लेना चाहिए : दो-तिहाई हिस्सा असंतृप्त वसा से और एक-तिहाई संतृप्त वसा से।

असंतृप्त वसा दो प्रकार की होती है : एकलअसंतृप्त वसा तथा बहुअसंतृप्त वसा। एकलअसंतृप्त वसा लेने से खून में कुल कोलेस्टेरॉल और एल.डी.एल. कोलेस्टेरॉल घटता है। इसी प्रकार मछली में पाया जाने वाले औमेगा-3 फैटी एसिड बहुअसंतृप्त वसा में धनी होता है और यह खून में ट्राइग्लिसराइड को कम करता है। सरसों व मूँगफली का तेल और बदाम एकलअसंतृप्त वसा में धनी हैं। करडी और सूरजमुखी का तेल बहुअसंतृप्त वसा के उपयोगी स्रोत हैं।

संतृप्त वसा घी, चीज़, मक्खन, गोश्त, सॉसेज, सुअर की चर्बी, अंडे के पीले हिस्से, मुर्गे,

और नारियल के तेल से प्राप्त होती है। संतृप्त वसा सीमित मात्रा में लें, पर ट्रांस-असंतृप्त फैटी एसिड युक्त हाइड्रोजेनेटिड वनस्पति घी से तौबा बोलने में ही भलाई है। यह एल.डी.एल. कोलेस्टेरॉल को ऐसे बढ़ाता है जैसे आसमान में चढ़ती पतंग ! मायने बिल्कुल साफ है–

● घी, चीज़, मक्खन, गोश्त, सॉसेज, सुअर की चर्बी, अंडे का पीला हिस्सा, मुर्गा और नारियल का तेल सीमित मात्रा में लें।

● चीजों को तलने के बजाय स्टीम, बेक या ग्रील कर लें।

● सप्रेटा दूध और उससे बने उत्पाद क्रीमयुक्त दूध से अधिक स्वास्थ्यप्रद हैं।

● दाल-सब्जी में ऊपर से घी-मक्खन न डालें।

कुछ मूल मंत्र

रक्त शुगर को संतुलित रखने के लिए खानपान में कुछ छोटी-छोटी सावधानियाँ व्यवहार में लाएँ–

● हर दिन समय से भोजन करें। सुबह, दोपहर और रात्रि भोज का समय नियत कर लें और उसका पालन करने का पूरा प्रयास करें।

● हर दिन लगभग एक जैसी कैलोरी ही ग्रहण करें। किसी दिन अति, किसी दिन फाका शरीर के लिए स्वास्थ्यकारी नहीं होता।

● हर पहर थोड़ा-थोड़ा खाएँ। एकसाथ भरपेट भोजन करने के बजाय हर चार-पाँच घंटे बाद थोड़ा-थोड़ा आहार हमेशा बेहतर होता है। इससे ब्लड शुगर अधिक घटती-बढ़ती नहीं है।

● हर दिन कार्बोहाइड्रेट, प्रोटीन और वसा भी एक जैसी मात्रा और स्वस्थ अनुपात में लें।

● कार्बोहाइड्रेट के रूप में अधिक से अधिक प्राकृतिक रेशेयुक्त चीजें जैसे चौकरयुक्त अनाज, दालें, पत्तेदार सब्जियाँ और फल लें।

हर दिन कितनी कैलोरी

सबसे पहले अपनी लंबाई लें और वजन तौलें। उसे वजन-तालिका से मिलाएँ (पृ. 11) और यह जान लें कि आपका वजन किस श्रेणी में है। अब अपनी दैनिक गतिविधि को देखते हुए नीचे दी गई तालिका से उचित सूत्र खोज लें :

वजन और काम की प्रकृति के अनुसार दैनिक कैलोरी की जरूरत

(प्रति किलोग्राम वजन के हिसाब से)

आपका वजन	*पूरा दिन बैठे-बैठे बीता देते हैं*	*खूब शारीरिक श्रम करते हैं*
अधिक है	25	35
आदर्श है	30	40
कम है	35	45

सही अंक चुनकर उसे अपने शारीरिक वजन से गुना कर दें। उदाहरण के लिए, 60 किलोग्राम का एक ऐसा व्यक्ति जिसका वजन आदर्श है और दिनभर बैठे रहने का काम है, उसकी कुल दैनिक कैलोरी आवश्यकता 60 × 30 = 1800 कैलोरी होगी। अब किसी डाइटिशियन की मदद से इतनी ही कैलोरी की आहार-सारिणी बनवा लें। इसके कुछ नमुने पृष्ठ 20 से 22 पर प्रस्तुत हैं।

1200 कैलोरी का आहार

सुबह 6 बजे

चाय या कॉफी	1 कप

सुबह का नाश्ता 8 बजे

पोहा	1 प्लेट
या	
वेजिटेबल सैंडविच	खीरा-टमाटर और दो स्लाइस
या	
भरी हुई मिस्सी रोटी	2
या	
नमकीन दलिया या कॉर्नफलैक्स	तीन कड़छी
बगैर मलाई का दूध	एक गिलास
फल	100 ग्राम

अल्पाहार सुबह 11 बजे

पनीर	2 टुकड़े
या	
उबला हुआ अंडा	1
फीकी चाय या कॉफी	1 कप

भोजन 1 बजे

चपाती	2
या	
चावल	1 कप
दाल / काले चने	1 कटोरी
सूखी सब्जी	1 कटोरी
दही	1 कटोरी
हरी सब्जी और सलाद	आधी प्लेट

अल्पाहार शाम 4 बजे

फलों का रस	1 छोटा गिलास

रात्रिभोज रात के 8-9 बजे

शाकाहारी मिक्स्ड वेजिटेबल सूप	1 कटोरा
चपाती	2
दाल	1 कटोरी
सूखी सब्जी (सीताफल/मटर/ पालक/मौसम की सब्जी)	1 कटोरी
सलाद	आधी प्लेट

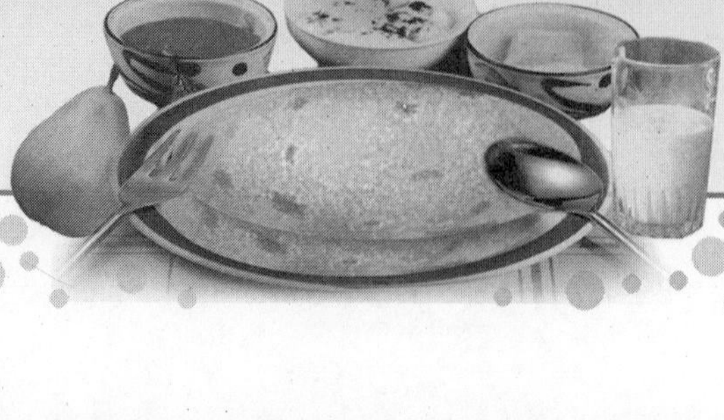

1500 कैलोरी का आहार

सुबह 6 बजे

चाय या कॉफी *(40 मिलीलीटर दूध के साथ)*	1 कप

सुबह का नाश्ता 8 बजे

चाय या कॉफी	1 कप
पनीर या उबला हुआ अंडा	2 टुकड़े (30 ग्राम) / 1
वेजिटेबल सैंडविच	खीरा-टमाटर और दो स्लाइस
या	
नमकीन दलिया या कॉर्नफलैक्स	तीन कड़छी
फल	100 ग्राम

अल्पाहार सुबह 11 बजे

नींबू पानी	1 गिलास

भोजन 1 बजे

चपाती या चावल	3 / डेढ़ कप
साबूत दाल / काले चने	1 कटोरी
सूखी सब्जी	1 कटोरी
दही	100 ग्राम
हरी सब्जी और सलाद	आधी प्लेट

अल्पाहार शाम 4 बजे

चाय या कॉफी	1 कप *(40 मिलीलीटर दूध के साथ)*
ग्रिल्ड सैंडविच *(जिसमें आप 10 ग्राम अंकुरित मूँग डाल सकते हैं और पुदिने की चटनी के साथ खा सकते हैं।)*	1

रात्रिभोज रात के 8-9 बजे

शाकाहारी मिक्स्ड वेजिटेबल सूप	1 कटोरा
मिस्सी रोटी	3
दाल/लोबिया/सोयाबीन	1 कटोरी
सूखी सब्जी *(सीताफल/मटर/पालक/मौसम की सब्जी)*	1 कटोरी
खीरे का रायता या सलाद	1 कटोरी / आधी प्लेट
फल	1 मीडियम साइज का

रात में सोने से पहले

बगैर मलाई का दूध	एक गिलास

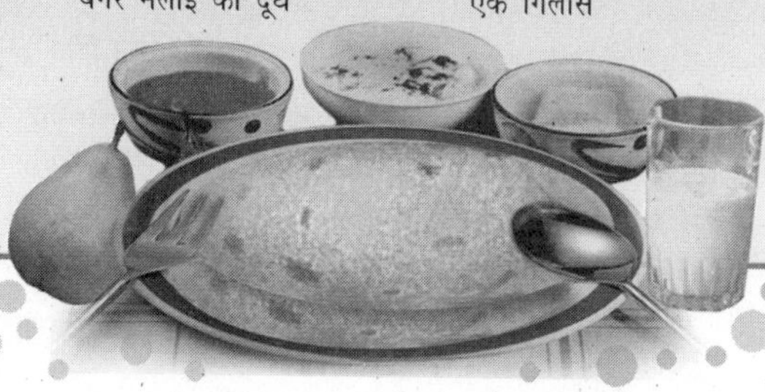

1800 कैलोरी का आहार

सुबह 6 बजे	
चाय या कॉफी *(40 मिलीलीटर दूध के साथ)*	1 कप
नमकीन बिस्कुट	3-4
सुबह का नाश्ता 8 बजे	
चाय या कॉफी	1 कप
पनीर या उबला हुआ अंडा	2 टुकड़े (30 ग्राम) / 1
वेजिटेबल सैंडविच	खीरा-टमाटर और दो स्लाइस
या	
नमकीन दलिया या कॉर्नफ्लैक्स	3 कड़छी
फल	100 ग्राम
अल्पाहार सुबह 11 बजे	
नींबू पानी	1 गिलास
भोजन 1 बजे	
चपाती या चावल	3 / डेढ़ कप
साबूत दाल / काले चने	1 कटोरी
सूखी सब्जी	1 कटोरी
दही	100 ग्राम
हरी सब्जी और सलाद	1 प्लेट
अल्पाहार शाम 4 बजे	
चाय या कॉफी	1 कप *(40 मिलीलीटर दूध के साथ)*
ग्रिल्ड सैंडविच *(जिसमें आप 10 ग्राम अंकुरित मूँग डाल सकते हैं और पुदिने की चटनी के साथ खा सकते हैं।)*	1
रात्रिभोज रात के 8 बजे	
शाकाहारी मिक्स्ड वेजिटेबल सूप	1 कटोरा
मिस्सी रोटी	3
दाल/लोबिया/सोयाबीन	1 कटोरी
सूखी सब्जी *(सीताफल/मटर/पालक/मौसम की सब्जी)*	1 कटोरी
खीरे का रायता	1 कटोरी
सलाद	आधी प्लेट
कस्टर्ड	150 मिलीलीटर
फल	1 मीडियम साइज का
रात में सोने से पहले	
बगैर मलाई का दूध	1 गिलास

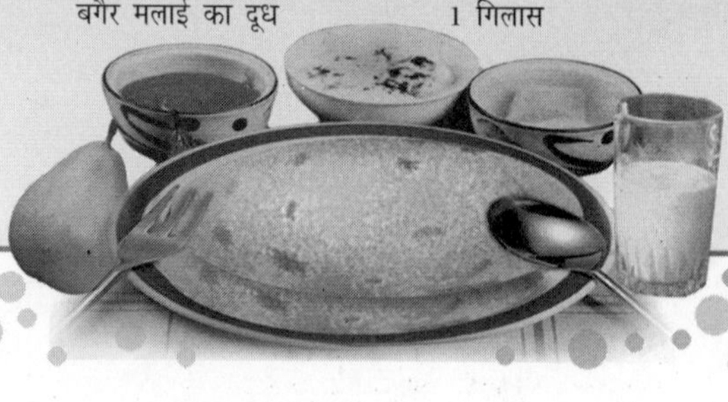

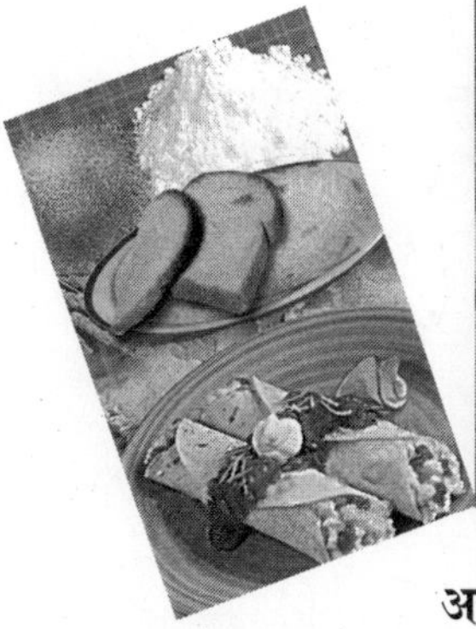
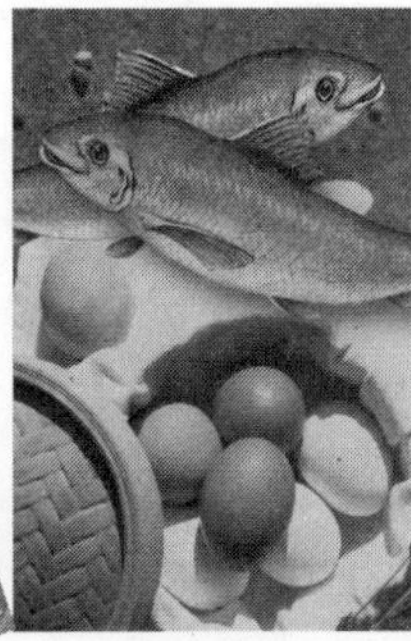
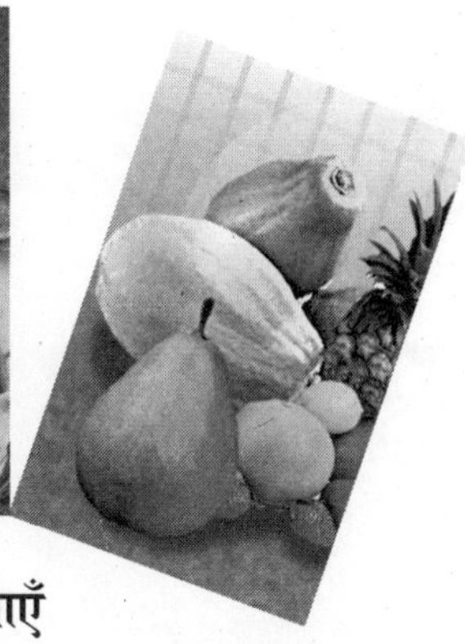

आहार में विविधता लाएँ

पृष्ठ 20 से 22 पर दी गई आहार सारणियों में तरह-तरह के मनपसंद परिवर्तन भी किए जा सकते हैं ताकि ऊब पैदा न हो। उदहारण के तौर पर–

गेहूँ की एक रोटी की बजाय

= आधा कप चावल = डेढ़ स्लाइस ब्राउन ब्रेड = एक सादा डोसा = एक कप दलियां = बाजरे की आधी रोटी = कूटू की छोटी रोटी =25 ग्राम दाल = 25 ग्राम सेवंई = 25 ग्राम नूडल्स या = एक कुल्चा ले सकते हैं।

एक सेब की बजाय

=दो अलूचे =एक नाशपाती =दो संतरे =दो मौसम्मी =एक अमरूद =एक-चौथाई पपीता ले सकते हैं।

एक अंडे की बजाय

=180 ग्राम दूध =100 ग्राम मछली =85 ग्राम चीकन = 65 ग्राम लीवर =45 ग्राम गोश्त ले सकते हैं।

दूसरी कड़ी : व्यायाम, योग और खेलकूद

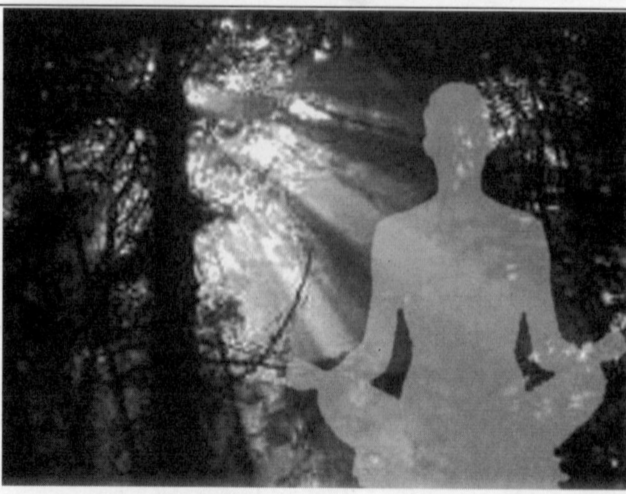

तन-मन स्वस्थ-सुंदर बनाए रखने में व्यायाम, योग और खेलकूद अत्यंत गुणकारी हैं। डायबिटीज होने पर उनकी उपयोगिता और बढ़ जाती है। व्यायाम, आहार और योग के प्रति सजग होने मात्रा से ही टाइप-2 डायबिटीज के बहुत से रोगियों की रक्त शुगर सामान्य आ जाती है। जिन्हें दवा की जरूरत रह जाती है, उन्हें भी नियमित व्यायाम से लाभ अवश्य होता है। किंतु व्यायाम करते हुए कुछ विशेष सावधानियाँ पर भी अमल करना जरूरी है। कुछ व्यायाम और योगासन डायबिटीज में नुकसान भी पहुँचा सकते हैं।

व्यायाम से शरीर फुर्तीला बनता है, काम करने की क्षमता बढ़ती है,
दोषों का निवारण होता है, कष्ट सहने की ताकत आती है
और देह-अग्नि प्रखर हो उठती है।

चरक संहिता
सूत्रस्थान, सप्तम अध्याय 7:31

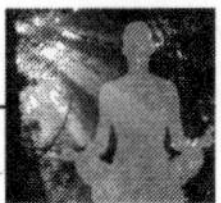

आयुर्वेद ने आदिकाल से ही मधुमेह के उपचार में व्यायाम के महत्व पर बल दिया है। महावैद्य सुश्रुत ने यह गुणी सुझाव दिया है कि मधुमेह के रोगी को रोज कम से कम चार मील ज़रूर चलना चाहिए। आधुनिक आयुर्विज्ञान की भी इस मत से पूर्ण सहमति है। शोध से यह पुष्टि हो चुकी है कि नियमित व्यायाम शरीर के लिए अनेक प्रकार से लाभकारी है :

व्यायाम के हैं अनेक लाभ

- इंसुलिन की कार्यक्षमता में सुधार
- कोशिकाओं के द्वार पर लगे ताले ग्लूकोज़ के लिए खुले
- रक्त शुगर में सुधार
- वजन घटाने में मदद
- नुकसानदेह कोलेस्टेरॉल घटकों में गिरावट
- एच.डी.एल. कोलेस्टेरॉल में वृद्धि
- रक्तचाप पर बेहतर नियंत्रण
- रक्त संचार में सुधार
- हड्डियों की ताकत में वृद्धि
- मानसिक तनाव से राहत
- बेहतर मानसिक एकाग्रता

इतने सारे लाभ! और लागत? मनसिक संकल्प, एक जोड़ी आरामदेह जूते और रोज सिर्फ 30-40 मिनट स्वास्थ्य के प्रति समर्पित करने की। यह व्यायाम किसी भी रूप में हो सकता है, जैसे सुबह-शाम की सैर, जॉगिंग, एरोबिक्स, तैराकी, साइकिलिंग या खेलकूद ही! हाँ, व्यायाम शुरू करने से पहले यह अवश्य जान लें कि आपका स्वास्थ्य कितने समय तक कौन-सा व्यायाम करने की अनुमति देता है। यह न हो कि शरीर के साथ ज्यादती कर बैठें।

व्यायाम का चयन

मूल रूप से व्यायाम दो किस्म के होते हैं : ऐरोबिक और एनैरोबिक। ऐरोबिक व्यायाम हर किसी के लिए लाभकारी हैं और मधुमेही व्यक्ति भी उन्हें आसानी से कर सकता है। उन्हें करने से शरीर की ऑक्सीजन की खपत बढ़ती है, पर श्वास-गति और हृदय की गति के बढ़ने से उसकी पूर्ति हो जाती है। ऐसी स्थिति नहीं आती कि पेशियाँ ऑक्सीजन की कमी अनुभव करें। चुस्त गति से चलना, ऐरोबिक डांसिंग, साइकिल चलाना, तैराकी, गोल्फ, बेडमिंटन या टेनिस और हल्की दौड़ ऐरोबिक व्यायाम के कुछ सामान्य उदाहरण हैं। इसके

विपरीत एनैरोबिक व्यायाम में पेशियाँ ऑक्सीजन के अभाव में काम करती हैं। छूटती बस पकड़ने के लिए तेज दौड़ लगाना और वेट-लिफ्टिंग एनैरोबिक व्यायाम के उदाहरण हैं। डायबिटीज के होते एनैरोबिक व्यायामों से बचना चाहिए।

किसी व्यक्ति के लिए कौन-सा व्यायाम उचित होगा, यह निर्णय उसके शारीरिक स्वास्थ्य को देखकर ही लिया जा सकता है। डायबिटीज के कारण धमनियों, हृदय और नेत्रों का स्वास्थ्य यदि बिगड़ चुका है तो बहुत सावधानी के साथ ही इस संबंध में कोई निर्णय लें। दृष्टिपटल में रक्तस्राव होने की आशंका हो तो ऐसे व्यायाम या योगासन जैसे सर्वांगासन कत्तई न करें जिनमें नेत्रों की धमनियों में दाब बढ़ जाता है।

हर व्यायाम या खेल में कैलोरी की अलग-अलग खपत होती है :

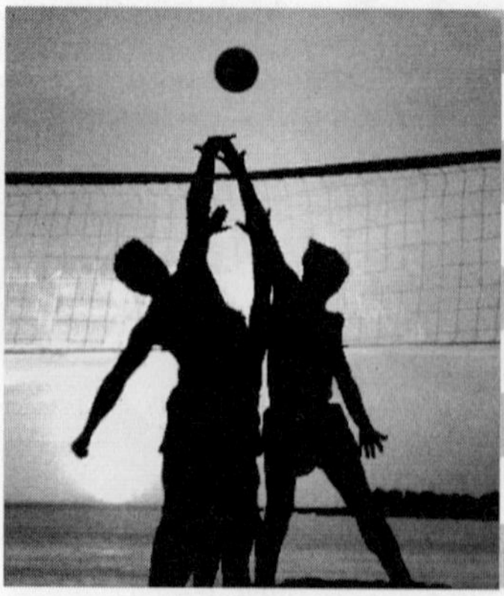

व्यायाम	प्रति मिनट कैलोरी खर्च
चुस्त गति से चलना	3.6
साइकिल चलाना	4.5
जॉगिंग	4.5
दौड़ना	5.0
तैराकी	6.0
बैडमिंटन (एकल)	6.0
वॉलीबाल	6.0
टेनिस (एकल)	7.0

मध्यम उम्र में पहुँचने के बाद चुस्त गति से सैर करना सबसे सुरक्षित व्यायाम है। तीस-पैंतीस से कम उम्र में रुचि अनुसार दौड़, तैराकी, साइकिलिंग या कोई आउटडॉर खेल खेलकर शरीर को चुस्त-दुरुस्त रखा जा सकता है। हाँ, न्यूरोपैथी होने पर पैर सुन्न हो जाएँ तो व्यायाम का चयन थोड़ा मुश्किल हो जाता है।

पैरों के सुन्न होने पर कौन-से व्यायाम करें

उपयोगी व्यायाम	*वर्जित व्यायाम*
बैठकर किए जानेवाले व्यायाम	जिनमें पैरों पर वजन पड़े
तैराकी	ट्रेडमिल
साइकलिंग	देर तक चलना
नौका चलाना	जोगिंग

पहले बदन गरमाएँ

व्यायाम शुरू करने से पहले कुछ समय बदन को खोलने और गरमाने पर लगाएँ। 10-15 मिनट की हल्की कसरत से पूरे शरीर में चुस्ती आ जाती है।

प्रथम व्यायाम : सीधे खड़े हो जाएँ। दोनों पैर इस प्रकार खोल लें कि उनके बीच एक फुट का अंतर रहे। अब दोनों बाँहें ऊपर उठाते हुए सीधी तान लें। पाँच तक गिनें। बाँहें नीचे ले आएँ। यह व्यायाम तीन बार करें।

दूसरा व्यायाम : ठोड़ी छाती की तरफ ले जाएँ। अब सिर धीरे-धीरे बाईं ओर घुमाएँ। फिर उसे दाहिनी ओर घुमाएँ। सिर को दोनों तरफ बारी-बारी घुमाते हुए व्यायाम तीन बार दोहराएँ।

तीसरा व्यायाम : सीधे खड़े हो जाएँ। दोनों पैरों के बीच एक फुट की दूरी रखें। अब नीचे की ओर झुकें। घुटनों पर टाँगों को हल्का-सा ही मोड़ें, अधिक नहीं। कमर जितनी अधिक झुका सकें, उसे उतना स्ट्रेच करें। अभ्यास करने से धीरे-धीरे यह स्थिति आ जाए कि हाथ की उँगलियाँ जमीन को छूने लगें। इस मुद्रा में पाँच तक गिनें और वापस लौट जाएँ। व्यायाम तीन बार दोहराएँ। जिसे रीढ़ का रोग हो, उसके लिए यह व्यायाम वर्जित है।

व्यायाम के लिए समय

रोज कम से कम 30 मिनट व्यायाम के लिए अवश्य निकालें। इसी से उसका पूरा लाभ मिल पाता है। पर शुरू करते समय हड़बड़ी न दिखाएँ। पहले सप्ताह रोज 10-15 मिनट व्यायाम करना ही काफी है, अगले हफ्ते इसमें 5-10 मिनट और जोड़ दें। इस प्रकार मनानुकूल रूप से समय बढ़ाते हुए 30-45 मिनट के लक्ष्य तक पहुँच जाएँ।

कितना व्यायाम करें

यह व्यक्तिगत स्वास्थ्य पर निर्भर करता है। किंतु स्वास्थ्य अनुमति दे तो इतना व्यायाम अवश्य करें कि हृदय-गति अपेक्षित अधिकतम सीमा (मेक्सीमम हार्ट रेट यानी एम.एच.आर.) के 55 से 70 प्रतिशत अंश के बीच पहुँच जाए।

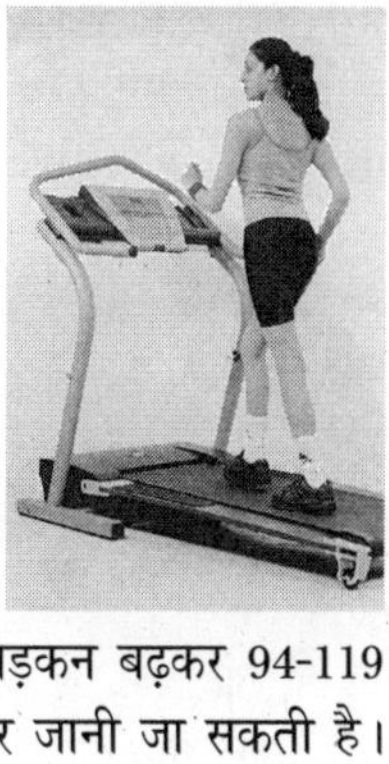

एम.एच.आर. कैसे जानें

एम.एच.आर. निकालना आसान है। इसका फार्मूला यह है–

एम.एच.आर.= 220–व्यक्ति की उम्र।

मसलन, एक 50 वर्षीय व्यक्ति का एम.एच.आर. होगा

एम.एच.आर. =220-50 = 170

इसका 55 प्रतिशत है : 170 × 55/ 100 = 93.5

और 70 प्रतिशत है : 170 × 70/ 100 = 119

मायने कि यह व्यक्ति इतना व्यायाम करे कि उसके दिल की धड़कन बढ़कर 94-119 धड़कन प्रति मिनट पर चली जाए। यह गति कलाई पर नब्ज गिनकर जानी जा सकती है।

व्यायाम के बाद आराम

व्यायाम के बाद शरीर को 5-10 मिनट आराम के भी अवश्य दें। उससे शरीर तरोताजा हो जाएगा। शवासन करना भी लाभकारी है। उससे व्यायाम का आनंद बढ़ जाता है।

योग और डायबिटीज

योगासनों का भी रक्त शुगर पर अनुकूल प्रभाव पड़ता है। बनारस हिंदु विश्वविद्यालय के इंस्टीट्यूट ऑफ मेडिकल साइंसेज और देश-विदेश के दूसरे कई चिकित्सा संस्थानों में किए गए अध्ययनों में यह पुष्टि हुई है कि उत्तानपादासन, भुजंगासन, शलभासन, धनुरासन, मकरासन, सर्वांगासन, हलासन, मत्सयासन, नौकासन, पद्मासन, योगमुद्रा, पश्चिमोत्तानासन, शशांकासन, अधमत्सयेन्द्रासन और मयूरासन मधुमेहियों के लिए लाभप्रद हैं। उन्हें नियमपूर्वक करने से इंसुलिन की कार्यशीलता बढ़ती है, कोलेस्टेरॉल के नुकसानदेह घटकों की मात्रा घटती है, एच.डी.एल. कोलेस्टेरॉल बढ़ता है, रक्तचाप पर बेहतर नियंत्रण बनता है और मन स्वस्थ होता है।

योगासन शुरू करने से पूर्व किसी योगाचार्य से अवश्य सलाह लें। कुछ आसन कुछ विशेष स्थितियों में वर्जित हैं। यहाँ पाठकों की सुविधा के लिए उन आसनों को करने की विधि दी जा रही है जो डायबिटीज में उपयोगी हैं।

उत्तनपादासन

जमीन पर पीठ के बल सीधे लेट जाएँ। दोनों पैर आपस में सटा लें। शरीर ढीला छोड़ दें। हथेलियाँ जमीन से सटा लें। गहरी साँस भरते हुए एक साथ दोनों पैर सीधे ऊपर उठाएँ।

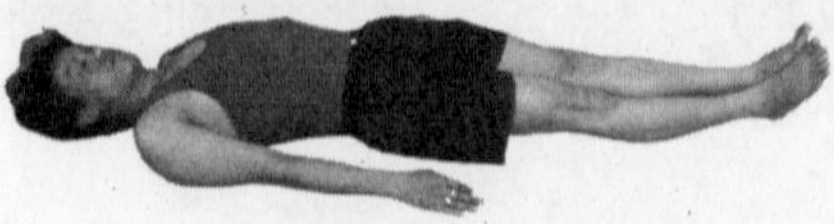

उन्हें 30 अंश के कोण तक ऊपर ले जाएँ। साँस रोक लें। जितनी देर तक इस मुद्रा में आराम से रुक सकें, रुकें रहें। अभ्यास हो जाने पर 10 सेकेंड के लिए रुकने का नियम बना लें। अब साँस छोड़ते हुए पैर जमीन पर धीरे-धीरे वापस ले आएँ। आसन के अगले चरण में सभी क्रियाएँ इसी प्रकार दोहराते हुए पैरों को 60 अंश के कोण तक ऊपर ले जाएँ। आसन तीन बार दोहराएँ।

यह आसन उच्च रक्तचाप और हृदय रोगियों के लिए वर्जित है। पीठ में दर्द होने पर भी इसे न करें।

भुजंगासन

सीने और पेट के बल जमीन पर लेट जाएँ। दोनों पैर के अँगूठे जमीन से सटा लें। दोनों हथेलियाँ बगल की पसलियों से एक फुट की दूरी पर रखें। एक गहरी साँस भरते हुए सीने और गर्दन को धीरे-धीरे आधा फुट की ऊँचाई तक उठाएँ। मुँह से फुफकारते हुए साँस बाहर फेंके। दुबारा से साँस अंदर भरते हुए सीने और गर्दन को फिर से ऊपर उठाए। इस बार नाभि तक का पूरा भाग ऊपर ले जाएँ। गर्दन को जितना पीछे ले जा सकें, ले जाएँ। ऊपर आसमान की ओर देखने की कोशिश करें। जितनी देर तक आराम से साँस रोक सकें, रोकें। फिर फुफकारते हुए साँस बाहर छोड़ें और गर्दन व सीना जमीन की ओर ले आएँ। अब शरीर ढीला छोड़ दें और कुछ देर के लिए आराम करें।

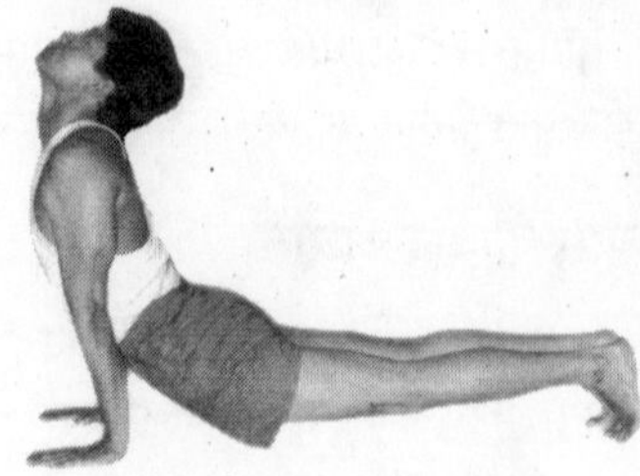

शलभासन

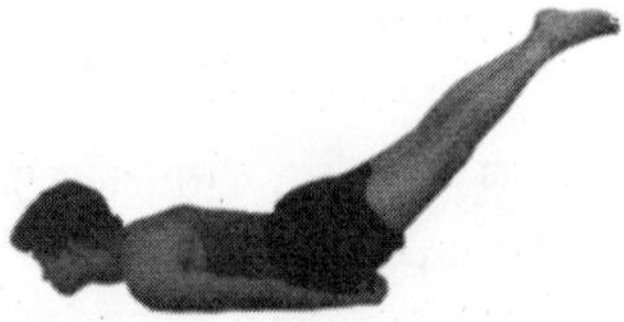

सीने और पेट के बल जमीन पर लेट जाएँ। दोनों पैर सीधे रखें। साँस भरते हुए दायाँ पैर धीरे-धीरे ऊपर उठाएँ, फिर साँस छोड़ते हुए उसे नीचे ले जाएँ। फिर बायाँ पैर भी इसी प्रकार ऊपर उठाएँ और नीचे लाएँ। एक बार फिर साँस अंदर भरें और इस बार दोनों पैर एकसाथ ऊपर उठाएँ। जरूरत महसूस हो तो हथेलियों का सहारा ले लें। यह आसन तीन बार करें। शुरू में आधा मिनट और फिर बढ़ाते हुए इसे तीन मिनट तक करें।

धनुरासन

सीने और पेट के बल जमीन पर लेट जाएँ। हाथ शरीर के सामानांतर फैला लें। दोनों घुटने मोड़ लें। पैर नितंबों पर टिकाएँ। दोनों हाथों से पैरों के टखने जोर से पकड़ लें। दोनों

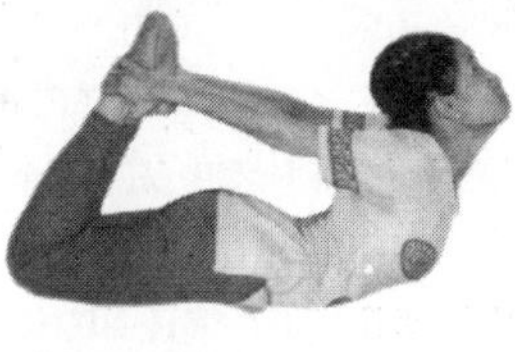

पैर पीछे की ओर ले जाने की कोशिश करें। इससे सीना और पेट का ऊपरी हिस्सा स्वतः ऊपर उठ जाएगा और सिर्फ नाभि के पास का हिस्सा ही जमीन से सटा रह जाएगा। एक सप्ताह तक अभ्यास करने के बाद इसी मुद्रा में शरीर को आगे-पीछे धकेलें। इससे पूरे शरीर की पेशियों की मालिश होगी। यह आसन आधे मिनट से लेकर तीन मिनट तक करें। पैरों पर खिंचाव देते समय साँस अंदर भरें और आगे झूलते समय साँस छोड़ें।

मकरासन

सीने और पेट के बल जमीन पर लेट जाएँ। अब सीने को ऊपर उठाएँ और कोहनियों से दोनों बाँहें ऊपर मोड़ लें तथा दोनों हथेलियों से ठुड्डी और दोनों जबड़ों को सहारा दें। यह आसन तीन मिनट तक करें। आराम से लंबे-लंबे साँस अंदर भरें और छोड़ें। इस मुद्रा में लेटे रहने से शरीर को आराम मिलता है।

सर्वांगासन

जमीन पर पीठ के बल लेटें। हाथ, शरीर के बराबर फैला दें। हथेलियाँ जमीन पर रखें। साँस अंदर भरते हुए दोनों पैर धीरे-धीरे ऊपर उठाएँ। इतना कि 90 डिग्री का कोण बन जाए। अब साँस बाहर छोड़ें। कुछ सेकेंड के लिए इसी मुद्रा में रुकें। साँस भरते हुए कमर को ऊपर उठाएँ। दोनों हाथों से सहारा लेते हुए शरीर को सीधा समरेखा में ऊपर उठाएँ। इस मुद्रा में शरीर कोहनियों, कंधों और गर्दन पर टिक जाएगा। धड़ और पैर को सीधा रखें। सहज रूप से साँस लें और छोड़ें। ठुड्डी कंठकूप से लगाकर रखें। दृष्टि पैर के अंगूठों पर टिका कर रखें। इस मुद्रा में कुछ समय तक रुके रहें। यह आसन शुरू में आधे मिनट और फिर बढ़ाते हुए पाँच मिनट तक करें। हर हफ्ते एक-एक मिनट बढ़ाएँ।

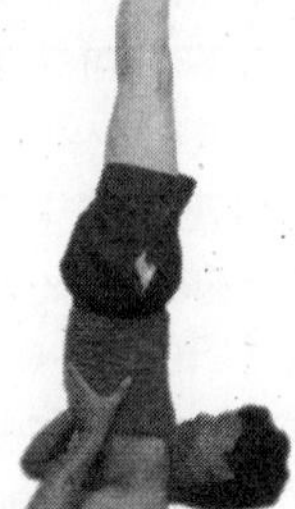

यह आसन उच्च रक्तचाप और हृदय रोगियों के लिए वर्जित है। यकृत या प्लीहा के बढ़े होने पर भी इसे न करें।

हलासन

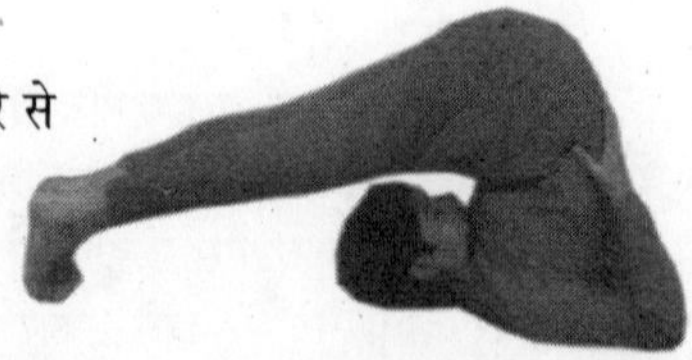

जमीन पर पीठ के बल लेटें। दोनों पैर एक-दूसरे से सटा लें। हाथ, शरीर के समानांतर फैला लें। हथेलियाँ जमीन पर रखें। साँस अंदर भरते हुए पैर धीरे-धीरे ऊपर उठाएँ। जब 90 डिग्री का कोण बन जाए, तो एक बार साँस छोड़कर दुबारा से साँस अंदर भरें और कमर पर से दोनों पैर मोड़ते हुए सिर के पास जमीन से लगाएँ। कुछ समय तक यही मुद्रा बनाकर रखें। आराम से साँस लें, छोड़ें। आधा मिनट से शुरू कर हर हफ्ते एक-एक मिनट बढ़ाते हुए यह आसान पाँच मिनट के लिए करें। यह आसन उच्च रक्तचाप, हृदय रोग, यकृत या प्लीहा के बढ़े होने पर वर्जित है।

मत्स्यासन

हलासन के तुरंत बाद मत्स्यासन करना ठीक है। इस आसन में शरीर मछली जैसी आकृति में आ जाता है। जमीन पर पैर फैलाकर बैठें। दाएँ पैर को घुटने से मोड़कर बायीं जंघा पर रखें। हाथ ब्रह्म-मुद्रा में ले आएँ। एड़ी नाभि के पास के हिस्से की जंघा पर इस प्रकार टिकाएँ कि एड़ी नाभि से स्पर्श करे। अब लेटने की मुद्रा में आने के लिए हाथों की कोहनियाँ धीरे-धीरे पीछे ले जाएँ। इससे पीठ पीछे की ओर झुक जाएगी। शरीर धीरे-धीरे लेटने की मुद्रा में ले आएँ। दोनों हथेलियाँ कंधों के पास स्थापित कर पीठ और गर्दन को ऊपर उठाएँ। बाएँ हाथ से दाएँ पैर का अँगूठा पकड़ें और दाएँ हाथ से बाएँ पैर का अँगूठा। कमर का हिस्सा जमीन से ऊपर उठाकर रखें। जितना समय सर्वांगासन को दें, उतना ही समय इस आसान को दें।

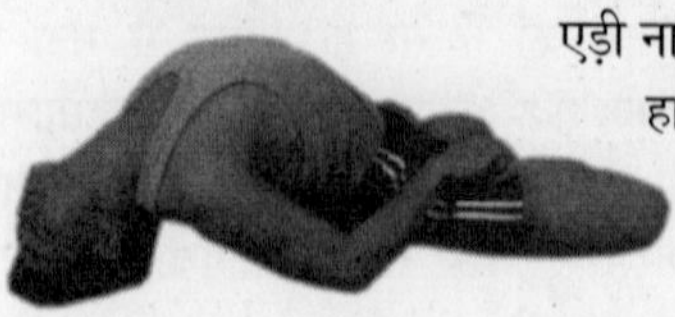

नौकासन

पेट के बल लेटें। हाथों को मस्तक के आगे फैलाएँ। पैरों और हाथों दोनों को एकसाथ तानते हुए ऊपर उठाएँ। शरीर नौका के आकार में आ जाएगा और सिर्फ पेट का हिस्सा जमीन से सटा रह जाएगा। हाथों और पैरों को ऊपर उठाते समय साँस लें, फिर साँस छोड़ दें। नौकासन में रुकते समय लंबी-लंबी साँस भरें और छोड़ें। समय प्रति सप्ताह आधा-आधा मिनट बढ़ाते हुए तीन मिनट तक ले जाएँ।

पद्मासन

जमीन पर पैर फैलाकर बैठें। दाएँ पैर को घुटने से मोड़कर बायीं जंघा पर रखें। हाथ ब्रह्म-मुद्रा में ले आएँ। एड़ी नाभि के पास के हिस्से की जंघा पर इस प्रकार टिकाएँ कि एड़ी नाभि को स्पर्श करे। हथेलियाँ आकाश की ओर इस प्रकार खुली रखें कि अँगूठे और तर्जनी के अगले पोर मिले रहें। बाकी अंगुलियाँ आपस में मिली हुई और स्थिर रखें। गर्दन सीधी। ठुड्डी हंसली से चार अंगुल ऊपर और बिल्कुल स्थिर। दृष्टि नाक के अगले छोर पर। साँस लंबी और शांत रहे। इस आसान में एक मिनट से आधा घंटा तक रहें। हर हफ्ते तीन-तीन मिनट बढ़ाएँ। पद्मासन न लगा सकें, तो अर्द्ध पद्मासन अर्थात् केवल एक पैर के पंजे को दूसरी जंघा पर रखकर अर्द्ध पद्मासन का अभ्यास करें।

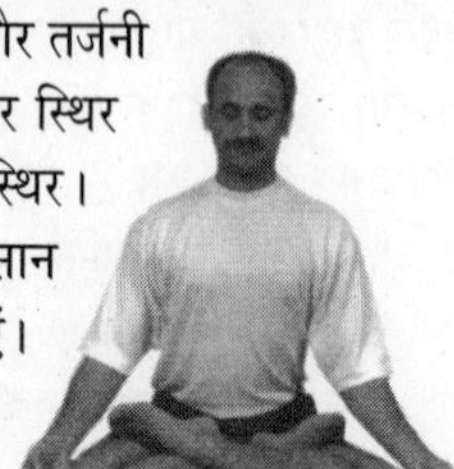

योगमुद्रा

पद्मासन की मुद्रा में बैठें। बाएँ हाथ की मुट्ठी बाँधकर शक्ति-केंद्र रीढ़ के मूल में स्थापित करें। दाहिने हाथ से बाएँ हाथ का पौचा (मणिबंध) पकड़ें। साँस छोड़ते हुए शरीर आगे झुकाकर ललाट से जमीन को छूएँ। कलाई पकड़ें, दोनों हाथों को ऊपर उठाएँ, जितना सीधा कर सकते हैं सीधा करें। साँस की गति सहज रखें। अब साँस अंदर भरते हुए शरीर और गर्दन को भी नीचे लाएँ ताकि ये हाथों की सीध में आ जाएँ। यही क्रियाएँ कलाई बदलकर दोहराएँ। यह आसान तीन से पाँच मिनट के लिए करें।

पश्चिमोत्तानासन

जमीन पर बैठ जाएँ। पैर सामने की ओर फैला लें। रीढ़ सीधी रखें। साँस अंदर लेते हुए दोनों हाथ ऊपर ले जाएँ। साँस छोड़ते हुए हाथ नीचे लाएँ। अंगुलियों से पाँव के अंगूठों को पकड़ें। लंबी साँस भरें। साँस छोड़ते हुए अपनी नाक दाहिने घुटने से लगाएँ। पुनः लंबी साँस भरते हुए रीढ़ को सीधा कर लें। साँस छोड़ते हुए नाक बाएँ घुटने से लगाएँ। रीढ़ को सीधा करें। साँस छोड़ते हुए नाक को दोनों घुटनों के बीच में लगाएँ। यह आसान एक से तीन मिनट के लिए करें। साईटिका और जोड़ों का दर्द होने पर यह आसन वर्जित है।

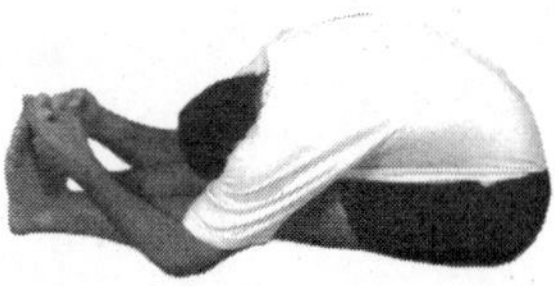

अर्ध मत्स्येन्द्रासन

जमीन पर बैठ जाएँ। दोनों पैर फैला लें। बाएँ पैर को घुटने पर से मोड़कर एड़ी को गुदा के पास के रिक्त स्थान में स्थापित करें। इस प्रकार कि एड़ी का नितंब से स्पर्श बना रहे। दाहिने पैर को बाएँ पैर के ऊपर ले जाकर पैर पंजे के ऊपर टिकाएँ। अब सीधे बैठी स्थिति में दाहिने घुटने के ऊपर पैर को स्थापित कर हाथ से पंजे को पकड़ें। दूसरे हाथ को पीठ के पीछे ले जाएँ। कंधे और गर्दन को पृष्ठ-रज्जु की ओर घुमाएँ। दृष्टि कोहनी पर रहे। कुछ समय तक रुकें। फिर दूसरे पैर को बदलकर दूसरी ओर से यह क्रिया दोहराएँ।

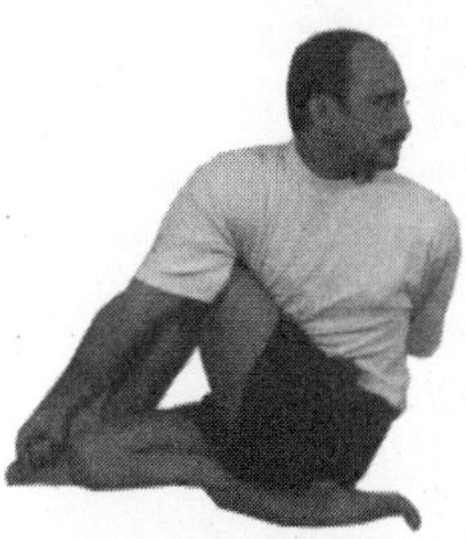

आसान लगाते समय साँस लेने की क्रिया पर विशेष ध्यान दें। सीधे बैठते समय साँस अंदर लें। एड़ी लगाते समय साँस छोड़ें। हाथ घुटने के ऊपर रखते समय साँस लें। गर्दन, कंधा और हाथ पीछे ले जाते समय साँस छोड़ें। यह आसन शुरू में एक मिनट और फिर क्रमशः बढ़ाते हुए तीन मिनट तक करें।

प्राणायाम

आल्थी-पाल्थी लगाकर बैठ जाएँ। हाथ घुटनों पर चिन्मय मुद्रा में रखें। जीभ को मुख से बाहर निकाल कर कौए की चोंच के समान बनाएँ। जीभ के किनारों को मोड़कर गोलाकार बनाने से पोली नली-सी बन जाती है। इस पोली नली से साँस को धीरे-धीरे अंदर लें। फेफड़े पूरा भरें। तनुपट का दबाव नाभि तक जाए। श्वास को कुंभक कर रोकें। जितनी देर तक साँस पर संयम रख सकें, रखें, फिर दोनों नासिकाओं से धीरे-धीरे साँस छोड़ दें।

डायबिटीज-रोधी दवाएँ और इंसुलिन

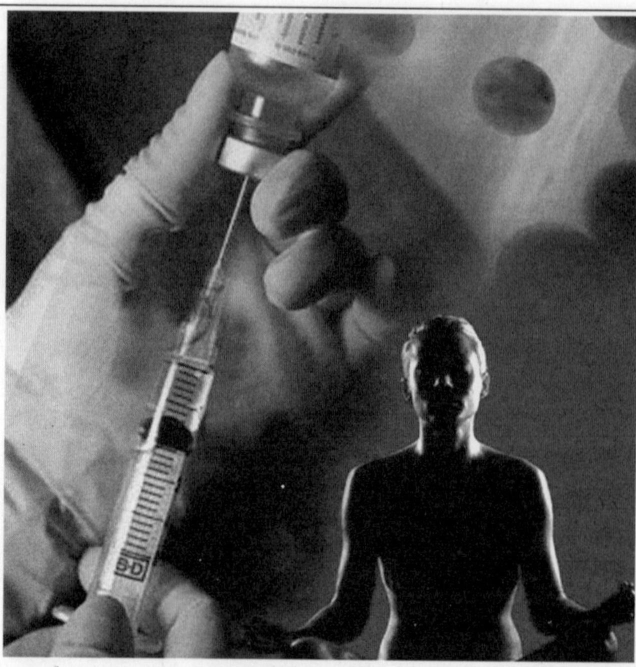

जिस समय डायबिटीज में व्यायाम, खानपान में सुधार और वजन संतुलित कर लेने पर भी रक्त शुगर सामान्य नहीं हो पाती, उस समय डायबिटीज-रोधी दवाएँ ही सबसे बड़ी सखा साबित होती हैं। उनके प्रयोग से रोग वश में बना रहता है, पर उनके साथ कुछ सावधानियाँ बरतना जरूरी होता है। कभी-कभी ये काम करना भी बंद कर देती हैं। इन परिस्थितियों में रोग पर नियंत्रण पाने के लिए इंसुलिन लेना अनिवार्य हो जाता है। टाइप-1 डायबिटीज में तो शुरू से ही इंसुलिन संजीवनी का काम करती है।

विकारानुरूपः प्रतिकारः
(रोगानुसार ही औषधि होती है।)

दिङ्नाग
कुन्दमाला 5:13

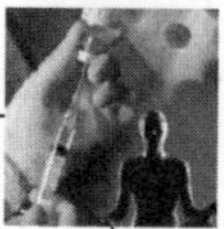

डायबिटीज-रोधी दवाओं का इतिहास मात्र छह दशक पुराना है। ऐसी पहली दवा सन् 1942 में सल्फा के एक यौगिक से तैयार की गई थी। रासायनिक संरचना के आधार पर इसे सल्फोनिलयूरिया का नाम दिया गया। तब से इसके कई रूप सामने आ चुके हैं– क्लोरप्रोपामाइड, टॉलब्यूटामाइड, ग्लाइबेनक्लेमाइड, ग्लाइपीजाइड, ग्लाइक्लाजाइड और ग्लाइमेपेराइड। ये दवाएँ आज भी डायबिटीज-रोधी दवाओं का सबसे बड़ा और उपयोगी वर्ग है।

दूसरा वर्ग कई प्रकार की मिली-जुली दवाओं का समूह है। इनमें प्रमुख हैं – मेग्लीटीनाइड एनालोग दवा रेपाग्लीनाइड, बाइग्वानाइड दवाएँ मेटफॉर्मिन और फेनफॉर्मिन, अल्फा ग्लूकोसाइडेस इन्हीबिटर दवा एकरबोस तथा थायाजोलीडीनडायोन दवाएँ रोजीग्लीटाजोन और पायोग्लीटाजोन।

ये सभी दवाएँ अपने-अपने ढंग से काम करती हैं और टाइप-2 डायबिटीज के रोगियों में रक्त शुगर को सामान्य पर लाने का प्रयत्न करती हैं। इन्हें तभी दिया जाता है जब व्यायाम, खानपान में सुधार और मोटापा कम करने की तमाम कोशिशें रक्त शुगर को सामान्य नहीं बना पाती। टाइप-1 डायबिटीज में इनकी कोई उपयोगिता नहीं होती।

प्रमुख डायबिटीज-रोधी दवाएँ

डायबिटीज के इलाज के लिए आज दर्जन से भी अधिक दवाएँ उपलब्ध हैं। हर दवा की अपनी खूबियाँ और सीमाएँ हैं जिन्हें ध्यान में रखते हुए यह फैसला लिया जाता है कि किस रोगी को कौन-सी दवा दी जाए।

सल्फोनिलयूरिया दवाएँ

सल्फोनिलयूरिया दवाएँ सामान्य वजन के टाइप-2 डायबिटीज रोगियों के लिए उपयोगी साबित होती हैं। ये अग्न्याशय की बीटा कोशिकाओं को अधिक इंसलिन बनाने के लिए प्रेरित करती हैं। अतः इनके साथ यह सतर्कता बरतना जरूरी होता है कि दवा लेने के बाद भोजन में देर न की जाए। वरना दवा के प्रभाव से रक्त शुगर खतरनाक ढंग से कम हो सकती है। सल्फोनिलयूरिया दवाओं की सबसे बड़ी सीमा यह है कि पाँच-छह साल ठीक-ठाक काम करने

के बाद इनका असर घटने लगता है और दवा बदलने या इंसुलिन शुरू करने की जरूरत पड़ती है।

मेग्लीटीनाइड दवा

रेपाग्लिनाइड मेग्लीटीनाइड वर्ग की दवा है। यह अग्न्याशय को इंसलिुन छोड़ने के लिए प्रेरित करती है। इसका असर तात्कालिक होता है और जल्द खत्म हो जाता है, अतः इसे भोजन के साथ में ही लिया जाता है। इससे इंसलिुन बिल्कुल ठीक समय पर पहुँचकर रक्त शुगर को सामान्य पर पहुँचा देता है।

बाइग्वानाइड दवाएँ

बाइग्वानाइड दवाएँ इंसुलिन के प्रति कोशिकाओं की संवेदनशीलता बेहतर बनाती हैं। इन्हें लेने से कोशिकाएँ ग्लूकोज़ के लिए अपना द्वार खोल देती हैं। दूसरा, ग्लाइकोजेन के ग्लूकोज़ में बदलने पर भी अंकुश लगा रहता है। दोनों ही ढंग से रक्त शुगर नियंत्रण में लौट आती है। ये दवाएँ इंसलिुन की मात्रा नहीं बढ़ातीं; इसीलिए रक्त शुगर कम होने का कोई अंदेशा नहीं होता।

इस वर्ग की प्रमुख दवा मेटफॉर्मिन है। यह वजन कम करने में सहायक साबित होती है और कोलेस्टेरॉल के विभिन्न लिपिड घटकों में अनुकूल सुधार लाती है। नतीजतन डायबिटीज के कारण शरीर की बड़ी धमनियों पर मंडराने वाला वसीय जमाव का संकट टल जाता है।

मेटफॉर्मिन के साथ सबसे बड़ी समस्या उसके साइड इफैक्ट हैं। मुँह का स्वाद बिगड़ सकता है, भूख लगनी बंद हो सकती है, पेट में अफारा आ सकता है, अधिक वायु बन सकती है, जी कच्चा हो सकता है। कभी-कभी त्वचा पर चकत्ते निकल आ सकते हैं। ऐसे में डाक्टर से सलाह लेना ठीक रहता है। दवा भोजन के साथ लेने से भी ये परेशानियाँ कम हो जाती हैं।

एकरबोस तथा ग्वारगम

भोजन करने के तुरंत बाद रक्त शुगर यदि बहुत बढ़ जाती हो, तब भोजन के साथ या तो एकरबोस या ग्वारगम लेने की सलाह दी जाती है। ग्वारगम एक प्राकृतिक पदार्थ है, जबकि एकरबोस अल्फा-ग्लूकोसाइडेस इन्हीबिटर दवा है। इसे लेने से आँतों से ग्लूकोज़ खून में जज्ब होने की गति धीमी हो जाती है और रक्त शुगर संयत बनी रहती है। जामुन और मेथी भी इसी मेकेनिज़्म से रक्त शुगर को संतुलित बनाने में मदद करते हैं।

ये दवाएँ प्रभावी ढंग से काम करती हैं और शरीर के लिए लगभग हानिरहित हैं। हाँ, कुछ लोगों को शुरू के हफ्तों में गैस बनने, पेट फूलने, और डायरिया की तकलीफ हो सकती है। पर शुरू में दवा कम मात्रा में लेने से शरीर उसके प्रति जल्द अभ्यस्त हो जाता है।

थायाजोलीडीनडायोन दवाएँ

ये दवाएँ भी बाइग्वानाइड दवाएँ के समान इंसुलिन के प्रति कोशिकाओं की संवेदनशीलता में बढ़ोतरी लाती हैं। इनका दूसरा सद्गुण यह है कि ये खून में ट्राइग्लीसराइड की मात्रा में भी कमी लाती हैं। इन्हें सल्फोनिलयूरिया दवाओं के साथ भी दिया जा सकता है। ये उन रोगियों के लिए उपयोगी हैं, जिनके शरीर में इंसुलिन काफी मात्रा में होती है।

दवा की उपयोगिता दवा शुरु करने के दो-चार हफ्तों आद ही दिखने लगती है। यह प्रभाव ग्यारह हफ्तों के बाद ही पूरा प्रकट होता है।

दवा	बाजार में जिस नाम से मिलती है	रोजाना की कुल खुराक (मिलीग्राम में)	दिन में कितनी वार
1. सल्फोनिलयूरिया दवाएँ			
क्लोरप्रोपामाइड	कोपामाइड, डायबिनीज	100-500	1
टॉलब्यूटामाइड	रेस्टीनॉन	500-2,500	2 से 3
ग्लाइबेनक्लेमाइड	डायोनिल, डायबेटोनिल, कोडिका, यूग्लूकोन, ग्लूकोसेफ, ग्लाइबोरल	2.5-20	1 से 2
ग्लाइपीजाइड	ग्लाइनेज, डायकोन, डायबिजाइड, ग्लाइजीप, ग्लाइपी, ग्लाइटाप, लीपी	2.5-20	1 से 2
ग्लाइक्लाजाइड	कोमजीड, डायमाइक्रोन, डायसेफ, डायटरोल, यूक्लाइड, ग्लाइजीड	80-320	1 से 2
ग्लाइमेपेराइड	ग्लिमर, ग्लिमकाम, ग्लाइप्राइड, डाएप्राइड, प्रीचेक	1-8	1
ग्लाइपीजाइड एक्स.एल.	ग्लाइनेज एक्स.एल.	5-20	1
ग्लाइक्लाजाइड एम.आर.	ग्लाइजीड एम.आर., डायमाइक्रोन एम.आर.	30-120	1
2. नान-सल्फोनिलयूरिया दवाएँ			
मेग्लीटीनाइड एनालोग दवा			
रेपाग्लिनाइड	यूरेपा, रेपेलिन	1.5-10	3
बाइग्वानाइड दवाएँ			
मेटफॉर्मिन	डी-मेट, डायाफार्मिन, डायामेट, फार्मिन, एमनाम, ग्लफार्मिन, ग्लूमेट, ग्लाइसीफेज़, ग्लाइकोमेट	250-2500	2 से 3
फेनफॉर्मिन	डी.बी.आई. डी.बी.आई.-टी.डी	25-150	3 से 4
अल्फा ग्लूकोसाइडेस इन्हीबिटर दवा			
एकरबोस	एकार्ब, एस्यूकरोस, डायाकार्ब, ग्लूकार, ग्लूकोबे, रीबोज	25-300	3
थायाजोलीडीनडायोन दवाएँ			
रोजीग्लीटाजोन	ऐंसेलिन, रेगलिट, रीजल्ट, सेंजिया, रोसीकान, रोसीनार्म	2-8	1 से 2
पायोग्लीटाजोन	जी-टेज, ग्लाइटा, ग्लिटर, ग्लूफिट, आग्लो, ओपेमपायोग्लीट, पायोजेड	15-45	1

थायाजोलीडीनडायोन दवाएँ शरीर पर अवांछनीय प्रभाव भी दिखा सकती हैं। उन्हें लेने से शरीर पर सूजन आ सकती है, वजन बढ़ सकता है, और कमजोरी आ सकती है। इक्के-दुक्के मामलों में यकृत पर गंभीर दुष्प्रभाव हो जाता है। अतः दवा शुरू करते समय और उसके बाद हर कुछ महीनों बाद यकृत की जाँच करते रहना ज़रूरी होता है।

नई दवाएँ

डायबिटीज के उपचार के लिए निरंतर नई दवाएँ विकसीत की जा रही हैं। इन दवाओं में ऐसी दो दवाएँ भी हैं—ग्लूकागोन-लाइक पैपटाइड-1 (जी.एल.पी.-1) और प्रेमलिंटाइड एसिटेट—जिनके जल्द स्वीकृत होने और बाजार में आने की अटकलें हैं।

ग्लूकागोन-लाइक पैपटाइड -1 : यह दवा इंसुलिन का निर्माण बढ़ाती है। यकृत से छूटकर आनेवाली ग्लूकोज़ की मात्रा पर भी अंकुश रखती है। इससे रक्त शुगर में कमी आती है। पर जी.एल.पी.-1 के साथ यह बड़ी सीमा है कि यह मुँह से नहीं, टीके के द्वारा ही ली जा सकती है।

प्रेमलिंटाइड एसिटेट : यह बीटा कोशिकाओं में बनने वाले हार्मोन एमिलिन का कृत्रिम रूप है। अध्ययनों में इस बात की पुष्टि हुई है कि इसे इंसुलिन के साथ लेने से रक्त शुगर पर कंट्रोल बेहतर हो जाता है; ब्लड शुगर के एकाएक गिरने का भी डर नहीं होता।

सावधानियाँ

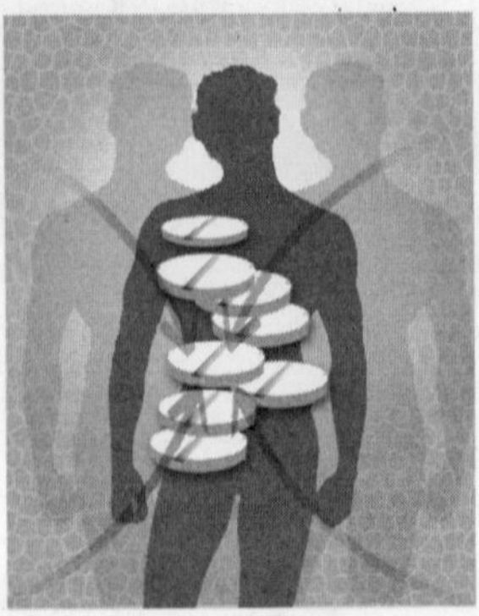

बहुत-सी दवाएँ डायबिटीज-रोधी दवाओं के प्रभाव को घटाने-बढ़ाने का सामर्थ्य रखती हैं। यह दोनों ही स्थितियाँ हितकारी नहीं होतीं। उनसे रक्त शुगर का संतुलन गड़बड़ हो जाता है। यह रासायनिक प्रतिक्रिया कुछ आवर-दी-काउंटर दवाओं जैसे खाँसी-जुकाम, बुखार, दर्द और सूजन की दवाओं, ऐंटिबायोटिक और मदिरा के साथ भी हो सकती है।

ब्लड प्रेशर और हृदय रोग में काम आनेवाली बीटा-ब्लॉकर दवाएँ, मिरगी-रोधक दवाएँ, टी.बी. की दवाएँ रिफेम्पीसीन और आई.एन.एच., अवसाद-रोधक दवाएँ, कार्टिकोस्टीराएड्स, खून पतला करनेवाली दवा कॉमारीन तथा मूत्र की मात्रा बढ़ानेवाली दवाएँ भी डायबिटीज-रोधी दवाओं के प्रभाव को घटा-बढ़ा सकती हैं। अतः जब कभी कोई दूसरी दवा लेने की आवश्यकता पड़े, डॉक्टर से पहले राय ले लें।

इंसुलिन

इंसुलिन डायबिटीज के रोगियों के लिए जीवन का वरदान है। सन् 1936 में प्रोटामिन जिंक इंसुलिन के निर्माण से पहले टाइप-1 डायबिटीज के रोगियों का जीवनकाल बिल्कुल अल्पसीमित हुआ करता था। यह उनके लिए संजीवनी जैसी साबित होती है। टाइप-2 डायबिटीज में भी यह कठिन समय की सखा है। डायबिटीज-रोधी गोलियों से जब काम नहीं चलता, तब इंसुलिन ही पार लगाती है। आवश्यक होने पर भी उससे बचते फिरना जीवन

के साथ सरासर अन्याय है।

इंसुलिन के स्रोत

जैव-तकनीकी की बदौलत आज इंसुलिन का निर्माण कठिन नहीं रहा है। दवा निर्माता कंपनियाँ बैक्टीरिया में इंसुलिन बनाने वाला जीन रोपित करके उसका बड़े स्तर पर उत्पादन कर रही हैं। जीन-इंजीनियरिंग के इन करतबों से पहले जंतु-अग्न्याशय ही इंसुलिन के स्रोत थे। गाय, बैल और भैंसों के अग्न्याशय से बोवाइन इंसुलिन और सूअरों के अग्न्याशय से पोर्सीन इंसुलिन प्राप्त की जाती थी। जंतुओं से प्राप्त कर इसका विशुद्धीकरण किया जाता था और इसे शीशियों में भरकर रोगियों तक पहुँचाया जाता था। बाजार में अब भी तीनों – बोवाइन, पोर्सीन, मानव–इंसुलिन उपलब्ध हैं।

इंसुलिन के रूप

इंसुलिन कई रूप में आती है। शरीर में पहुँचने के बाद यह कितने घंटों तक कार्य करती है, इस आधार पर इसके तीन प्रमुख वर्ग हैं।

सामान्य (रेगुलर) इंसुलिन : रेगुलर इंसुलिन पानी की तरह दिखती है। यह आधे घंटे के बाद असर करना शुरू कर देती है। उसका चरम असर दो-चार घंटों के बीच होता है, किंतु इसका आंशिक प्रभाव छह घंटे तक रहता है। यह प्लेन या रेगुलर इंसुलिन बाजार में अनेक नामों–जैसे, एक्टरैपिड, पोर्सीन फास्टएक्ट, ह्यूमइंसुलिन-आर और ह्यूमन एक्टरैपिड–से उपलब्ध है।

लेंटे और एन.पी.एच. इंसुलिन : लेंटे और एन.पी.एच. इंसुलिन मध्यम दर्जे की इंसुलिन हैं। ये दूधिया रंग की होती हैं। इनका असर दो घंटे बाद दिखना शुरू होता है, आठ घंटे बाद अधिकतम होता है, फिर धीरे-धीरे कम होकर 24 घंटों में बिल्कुल खत्म हो जाता है। लेंटे इंसुलिन बाजार में ह्यूमन मोनोटार्ड और ह्यूमन जिन्यूलिन; तथा एन.पी.एच. इंसुलिन, बोवाइन लोंगएक्ट, ह्यूमन लोंगएक्ट और ह्यूमन इंस्यूलाटार्ड सहित कई नामों से मिलती है।

पी.जैड.आई. और अल्ट्रालेंटे इंसुलिन : पी.जैड.आई. इंसुलिन और अल्ट्रालेंटे इंसुलिन भी दूधिया रंग की होती हैं। दोनों का असर सात घंटे बाद शुरू होता है, 22 घंटों बाद शिखर पर होता है और 36 घंटों तक बना रहता है। अतः उन पर नियंत्रण रख पाना मुश्किल होता है जिस कारण उनका बहुत कम इस्तेमाल होता है। अल्ट्रालेंटे इंसुलिन ह्यूमइंसुलिन-यू के नाम से बाजार में उपलब्ध है।

इंसुलिन सम्मिश्रण : विभिन्न रोगियों की आवश्यकता को ध्यान में रखकर प्लेन और लेंटे या एन.पी.एच. इंसुलिन के सम्मिश्रण भी बाजार में उपलब्ध हैं। जैसे, ह्यूमइंसुलिन में 30 प्रतिशत अंश एक्ट्रापिड इंसुलिन का और 70 प्रतिशत अंश आइसोफेन इंसुलिन का होता है।

रख-रखाव

इंसुलिन की शीशियाँ सर्दियों के दिनों में घर के सामान्य तापमान पर ही एक-दो महीने के लिए रखी जा सकती हैं। उन पर सीधी रोशनी नहीं पड़नी चाहिए। गर्मियों के दिनों में इन्हें फ्रीज या पॉलीथिन में लपेटकर ठंडे पानी के घड़े में रखा जा सकता है। फ्रीज में शीशियाँ सदा मक्खन के लिए बने हुए खाने में रखें, फ्रीजर (बर्फ जमानेवाले खाने) में नहीं। सफर करते समय इन्हें पॉलीथिन में लपेटकर ठंडी थर्मस में रखें। हवाई यात्रा के समय इन्हें अपने

पास हैंडबैग में भी रख सकते हैं। यह ध्यान रखें कि इंसुलिन कभी 30-35 सेल्सियस से अधिक तापमान पर न रहे, वरना उसका असर कम हो जाता है।

ठंडे तापमान से निकालकर इंसुलिन का कभी तुरंत प्रयोग न करें। पहले उसे आधे घंटे के लिए कमरे के सामान्य तापमान पर रखकर थोड़ी गरम हो लेने दें। ठंडी इंसुलिन लेने से यह दर्द करती है।

एक्सपायरी डेट : इंसुलिन की हर शीशी पर एक्सपायरी डेट अंकित होती है। इस तारीख के बाद यह इस्तेमाल नहीं की जानी चाहिए। खरीदते हुए और उसे टीके में भरते हुए यह देख लें कि यह तारीख निकली तो नहीं है।

इंसुलिन कैसे लें

जीवन के किसी भी क्षेत्र में आत्मनिर्भरता बनाए रखना सदा काम आता है। यह सच इंसुलिन पर भी खरा उतरता है। रोज डॉक्टर, नर्स, कम्पाउंडर की प्रतीक्षा करने के बजाय खुद इंसुलिन का टीका लेने से चीजें आसान बनी रहती हैं। बस, डॉक्टर या नर्स से इसका सही तरीका सीख लें, और उनकी देखरेख में एक-दो मर्तबा अभ्यास कर लें।

यह कार्य डिसपोजेबल इंसुलिन सिरिंज काम में लाने से आसान हो जाता है। जब तक कि उसकी सूई की नोक न बिगड़ जाए उसे इस्तेमाल करते रह सकते हैं। बस, प्रयोग के बाद यह सावधानी बरतें कि सिरिंज को कवर में बंद करके रख दें। सभी चीजें–इंसुलिन, इंसुलिन-सिरिंज, स्पिरिट और रूई–एकसाथ एक निश्चित जगह पर रखें ताकि उन्हें ढूँढ़ना न पड़े।

टीका लगाने की सही विधि जानना जरूरी है। शरीर के किस भाग में टीका लगाना है, उसका चयन सोच-समझकर करें। हर दिन टीके की जगह बदलें। इससे शरीर में गाँठ नहीं बनेंगी। टीका लेने के तुरंत बाद खेलकूद या व्यायाम का कार्यक्रम हो, तो टीका जाँघों या बाँहों पर न लगाएँ। वरना इंसुलिन के जज्ब होने की गति तेज हो सकती है।

चुने हुए भाग को स्पिरिट के फाहे से साफ करें। पहले बीच का हिस्सा साफ करें, फिर गोल-गोल साफ करते हुए बाहर की ओर बढ़ते जाएँ। कुछ सेकेंड तक स्पिरिट के सूखने का इंतजार करें।

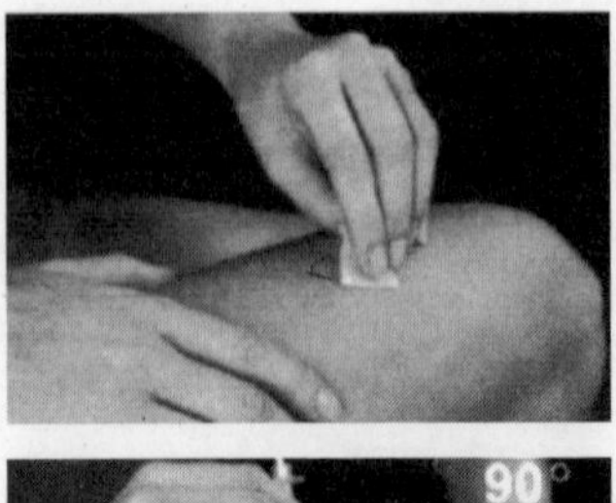

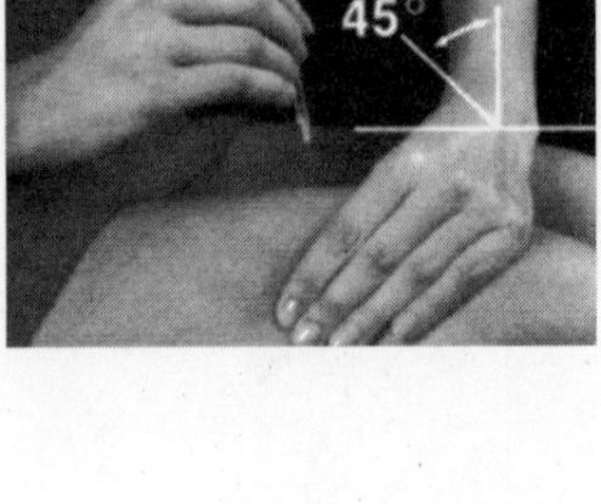

अब सिरिंज अपने दाहिने हाथ की उँगुलियों में पकड़ लें। दूसरे हाथ की उँगुलियों से त्वचा की दो इंच मोटी तह ऊपर उठाएँ। अब सूई को 45-90 अंश के कोण पर झटके से त्वचा के भीतर घुसा दें। त्वचा की ऊपर उठाई हुई तह नीचे छोड़ दें। एक हाथ से सिरिंज को स्थिर रखते हुए, दूसरे हाथ के अँगूठे से सिरिंज का पिस्टन नीचे की तरफ दबाएँ। इससे इंसुलिन त्वचा के ठीक नीचे के ऊतक में चली जाएगी। सूई और सिरिंज बाहर खींच लें। स्पिरिट के फाहे से त्वचा को साफ कर लें। सिरिंज को कवर में डाल कर सुरक्षित रख दें।

इंसुलिन पेन

इंसुलिन सिरिंज पेन की शक्ल में भी मिलने लगे हैं। उनके भीतर इंसुलिन की कार्टरीज लग जाती है जिसमें 300 यूनिट इंसुलिन भरी जा सकती है। पेन के अंत पर बनी नोब को घुमाने से इंसुलिन निर्धारित मात्रा में बाहर आ जाती है और अगले छोर पर महीन सूई के रास्ते शरीर के भीतर चली जाती है। यह पेन सामान्य पेन की तरह जेब या पर्स में रखा जा सकता है। यह कई मॉडलों में बनता है और नोवोपेन, ह्यूमापेन जैसे नामों से उपलब्ध है।

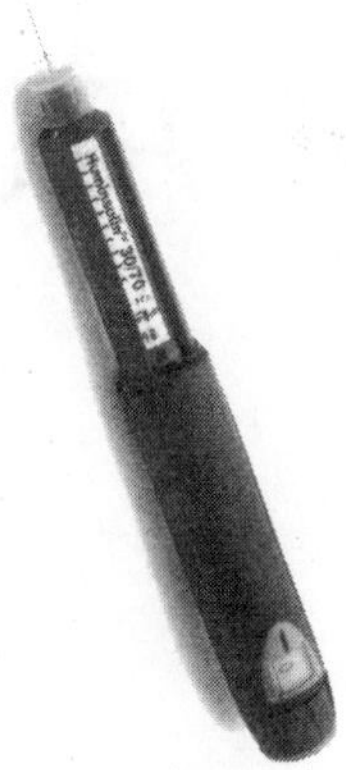

अनिवार्य सावधानियाँ

इंसुलिन लेने के बाद समय से भोजन करना जरूरी है। काम में उलझकर या लापरवाही बरतने और भोजन समय से न करने से रक्त ग्लूकोज़ एकाएक घट सकती है जिससे जीवन खतरे में पड़ सकता है।

अपनी जेब में हर समय डायबिटिक आइडेंटिफिकेशन कार्ड जरूर रखें। कार्ड पर नाम, पता और टेलीफोन नंबर, अपने डॉक्टर का पता और टेलीफोन नंबर साफ-साफ लिखकर रखें। जरूरत पड़ने पर यह कार्ड आपके लिए जीवनदायी साबित हो सकता है।

तन-मन की सँभाल

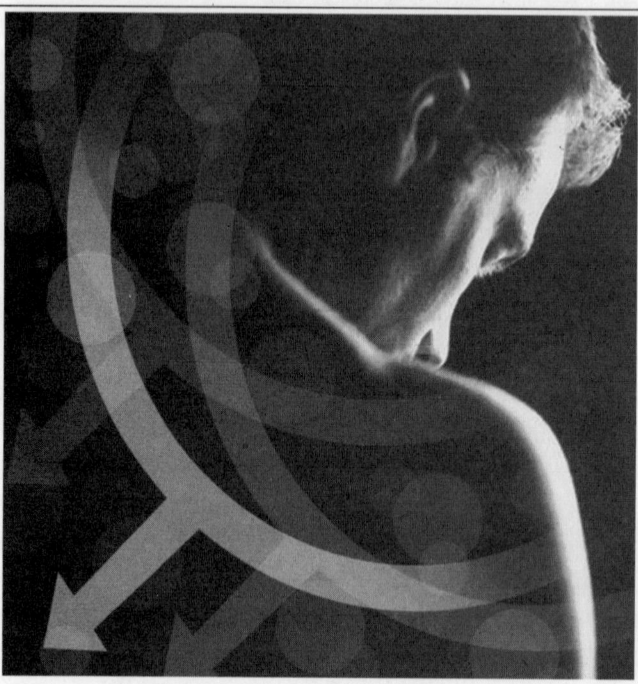

स्वस्थ तन-मन जीवन की सबसे बड़ी पूँजी है। इसकी सुरक्षा करना मानव धर्म है। इस धर्म का निर्वाह रक्त शुगर के बढ़ जाने पर थोड़ा मुश्किल जरूर है लेकिन जीवन में कुछ छोटी-छोटी सावधानियाँ गूँथ लें तो यह सँकल्प पूरा हो सकता है। इस अध्याय का सरोकार यही है – शरीर के विभिन्न अंगों की कैसे देखभाल करें कि जीवन की बगिया खुशनुमा रंगों से खिली रहे।

स्वस्थ शरीर आत्मा का अतिथि-भवन है और अस्वस्थ शरीर उसका कारागार।

फ्रांसिस बेक

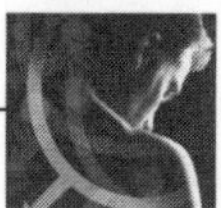

जीवन में कुछ छोटी-छोटी सावधानियाँ ही इस अमृत रूपी जीवन के सुख को दुगुना-चौगुना कर सकती हैं। रक्त शुगर के बढ़ जाने से जो संकट घिर आता है उससे बचे रहने के लिए शुरू से ही सजग होना जरूरी है। कुछ छोटे-छोटे उपाय, सालाना स्वास्थ्य जाँच और रक्त शुगर को नियंत्रण में रखने का प्रण जीवन को स्वस्थ और सुखमय बनाए रखने की बुनियादी शर्तें हैं। डॉक्टर से मदद पाने के साथ-साथ जब तक स्वयं सजग न हों, मधुमेही जीवन में आनंद के स्वर जुड़ पाना जरा मुश्किल है।

आँखों की देखभाल

आँखें कुदरत की अनमोल देन हैं। उनमें ही यह सुंदर दुनिया अस्तित्व पाती है। पर रक्त शुगर के अधिक घटने-बढ़ने से आँखों की दुनिया मुश्किलों में घिर जाती है। बार-बार लेंस की वक्रता बदलने और कम उम्र में मोतियाबिंद उतरने से दृष्टि धुँधली हो जाती है। आँख के पर्दे में रेटिनोपैथी होने से दृष्टि जाती रह सकती है। इसी प्रकार आँख का दाब भी बढ़ सकता है। इस स्थिति से बचने के लिए समय-समय पर आँखों की जाँच कराते रहना जरूरी है।

डायबिटीज में आँखों की देखभाल : कब कौन-सी जाँच कराएँ

	जाँच	*कब-कब*
टाइप-2 डायबिटीज में	दृष्टि की जाँच आँख के पर्दे की जाँच *ऑफ्थेलमोस्कोप द्वारा* *फील्ड चार्टिंग द्वारा* आँख के भीतरी दाब की जाँच स्लिट लैंप जाँच	रोग का पता चलने पर; फिर हर साल या जब कभी दृष्टि में किसी तरह की समस्या दिखे
टाइप-1 डायबिटीज में	दृष्टि की जाँच आँख के पर्दे की जाँच *ऑफ्थेलमोस्कोप द्वारा* *फील्ड चार्टिंग द्वारा* आँख के भीतरी दाब की जाँच स्लिट लैंप जाँच	रोग का पता चलने के तीन साल से पाँच साल के भीतर; फिर हर साल या जब कभी दृष्टि संबंधी कोई समस्या आए

मसूड़ों और दाँतों की देखभाल

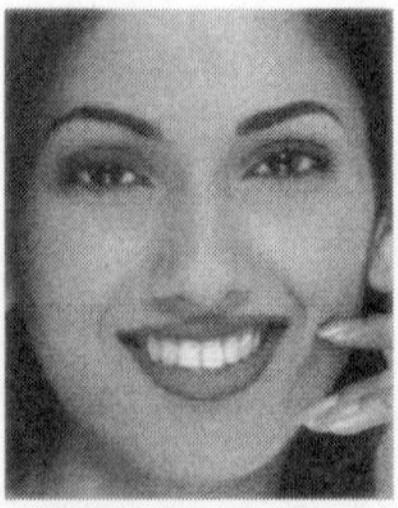

रक्त शुगर बढ़ने पर मसूड़ों और दाँतों का स्वास्थ्य बिगड़ सकता है। मसूड़ों में पायरिया हो सकता है। मुँह से दुर्गंध आती है, मसूड़े सूज जाते हैं, खून और मवाद आने लगता है। इलाज न मिलने पर आसपास की हड्डी गलने लगती है, दाँत हिलने लगते हैं और गिर जाते हैं। यह कठिनाई मुँह की सामान्य सुरक्षा भंग होने के कारण उत्पन्न होती है।

उससे पार पाने के लिए कुछ सामान्य दंत-सुरक्षा नियम जीवन में गूँथ लें :

- हर रात सोने से पहले और सुबह उठने पर ब्रश जरूर करें।
- कुछ भी खाने के बाद कुल्ला कर लें।
- हर छह महीने बाद डेंटल सर्जन से अपने मसूड़ों और दाँतों की जाँच जरूर कराएँ।
- पायरिया के पहले लक्षण दिखते ही डेंटल सर्जन से मिलें और लगकर इलाज कराएँ।

हृदय और रक्तसंचार प्रणाली की देखभाल

रक्त शुगर के बढ़ने का हृदय और धमनियों पर बुरा असर पड़ता है। दिल का कोरोनरी धमनी रोग, छोटी-बड़ी धमनियों का सँकरापन, और रक्तचाप बढ़ने की आशंका बढ़ जाती है। किंतु शुरू से ही सजग रहकर इस संकट से बचा जा सकता है।

डायबिटीज और हृदय रोग : रोकथाम के उपाय

जोखिमकारी तत्त्व	*बचाव के लिए क्या करें*
1. ब्लड प्रेशर की बढ़ोत्तरी *(यह संकट 20 से 60 प्रतिशत मधुमेहियों में देखा जाता है।)*	**ब्लड प्रेशर को घटाकर 130/80 अंकों से कम ले आएँ** ● *जीवन-शैली में परिवर्तन लाएँ* ☞ भोजन में नमक की मात्रा घटाएँ ☞ रोजाना व्यायाम करें ☞ वजन को सामान्य बनाएँ ☞ मदिरा लें तो सीमित मात्रा में ● *जरूरत पड़े तो दवा लें* ☞ ऐस इन्हीबीटर दवाएँ जैसे लिसिनोप्रिल ☞ बीटा ब्लॉकर दवाएँ जैसे एटेनोलोल ☞ मूत्र-वृद्धि कारक दवाएँ जैसे फ्रूसेमाइड ☞ कैल्शियम चैनल ब्लॉकर दवाएँ जैसे लोसार्टन
2. कोलेस्टेरॉल के नुकसानदेह घटकों की वृद्धि और स्वास्थ्यवर्द्धक घटक में कमी	एल.डी.एल. कोलेस्टेरॉल 100 mg/dl से कम; ट्राइग्लिसराइड 150 mg/dl से कम; और एच. डी. एल. कोलेस्टेरॉल 40 mg/dl से अधिक रखें। ● *जीवन-शैली में परिवर्तन लाएँ* ☞ संतुलित भोजन लें– ● संतृप्त वसा से युक्त भोज्य पदार्थ जैसे घी,

मलाई, मक्खन, मांस और तले हुए भोजन की मात्रा 10 प्रतिशत के पार न जाने दें।

- रेशेदार भोज्य पदार्थ भरपूर मात्रा में लें।
- सीमित मात्रा में भोजन करें। जरूरत से ज्यादा कैलोरी लेने से ट्राइग्लिसराइड और एल.डी.एल. कोलेस्टेरॉल बढ़ते हैं।

☞ नियमित व्यायाम करें

- *जरूरत पड़े तो दवा लें*

☞ नियासिन : यह दवा एच.डी.एल. कोलेस्टेरॉल को बढ़ा पाने में समर्थ है।

☞ स्टेटिन : यह दवा एल.डी.एल. कोलेस्टेरॉल को घटाने में उपयोगी है।

3. खून में प्लेटलेट कणों के थक्के बनना

डॉक्टर की सलाह से रोजाना 75 से 325 mg एस्प्रिन लें। इससे दिल का दौरा पड़ने के जोखिम में 30% और फालिज होने के जोखिम में 20% की कमी लाई जा सकती है।

जिन मरीजों को एस्प्रिन माफिक न आए उन्हें क्लोपिडोग्रेल दवा दी जा सकती है। कुछ अध्ययनों में एस्प्रिन और क्लोपिडोग्रेल साथ-साथ देने से अतिरिक्त लाभ होता भी देखा गया है।

4. धूम्रपान

बीड़ी-सिगरेट और गुटकों से बाज आइए।

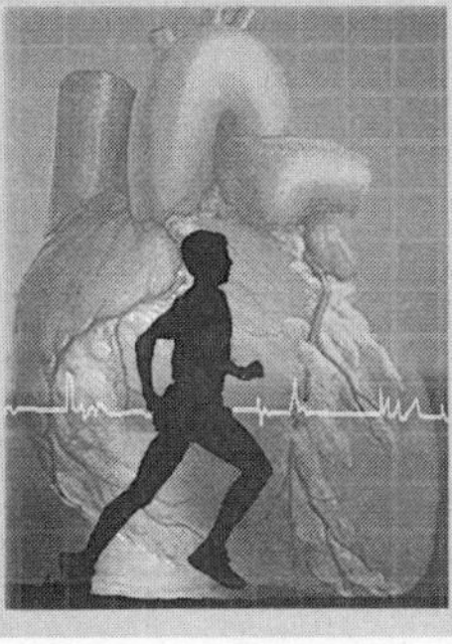

पैरों की देखभाल

पैरों की देखभाल डायबिटीज में विशेष रूप से जरूरी है। पैरों की साफ-सफाई और सुरक्षा पर ध्यान देकर ही उन्हें स्वस्थ रखा जा सकता है। कभी-कभी छोटी-सी लापरवाही ही गंभीर परेशानियाँ खड़ी कर देती है। यहाँ तक कि पैर कटवाने तक की नौबत आ सकती है। अतः हित इसी में है कि शुरू से ही पैरों की देखभाल पर ध्यान दें :

- रोज नहाते समय नल के पानी या गुनगुने पानी से पैर साफ करें। नहाने के बाद उन्हें

मुलायम तौलिया से ठीक से सुखाएँ। अँगुलियों के बीच का हिस्से साफ-सुथरा रहे, इस बात का विशेष ध्यान रखें।

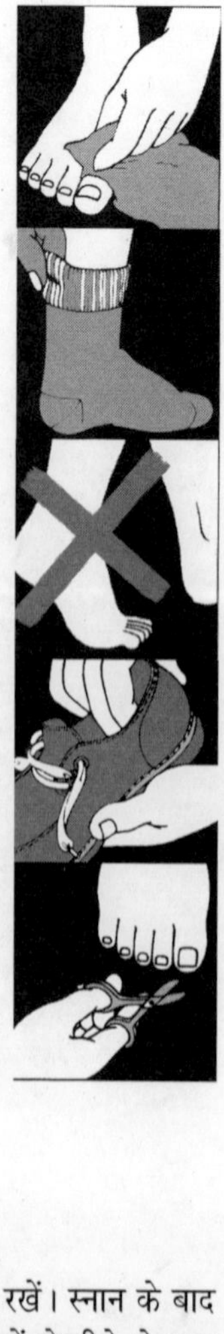

● मुलायम रखने के लिए पैरों की त्वचा पर माइस्चराइजिंग लोशन लगाएँ। किंतु अँगुलियों के बीच का भाग शुष्क रखें।

● रोज साफ धुली हुई अच्छे स्तर की जुराबें पहनें। उनका मुँह इतना खुला ज़रूर हो कि पैरों पर इलास्टिक का निशान न आए। गर्मियों में सूती जुराबें पहनें और सर्दियों में पहले सूती जुराब और उसके ऊपर ऊनी जुराबें पहनें।

● नंगे पैर न चलें। मुलायम चमड़े या कपड़े के चप्पल, सैंडिल या जूते पहनें।

● पहनने से पहले जूतों की जाँच करें कि उनमें कील, कंकड़, या दरार तो नहीं है।

● अँगुलियों के नाखून हमेशा सीधे-सीधे काटें। उनके किनारों की गोलाई न छांटें। नाखून काटने के लिए नेलकटर या छोटी कैंची प्रयोग में लाएँ; ब्लेड या चाकू नहीं।

● यदि नाखून सख्त हो जाएँ, तो गुनगुने पानी में एक चम्मच बोरेक्स डालकर 10 मिनट के पैर डुबाए रखें।

● मस्से (कॉर्न) या किणक (कैलोसिटी) बनने पर डॉक्टर से सलाह लें, उन्हें अपने से न काटें।

● छोटे-से-छोटे घाव की ठीक से देखभाल करें।

● कहीं सूजन दिखे, दर्द हो, अँगुली या नाखून का रंग बदल जाए, या फफोले उठ आएँ तो डॉक्टर से सलाह लें।

● सुन्न होने पर पैरों की देखभाल पर अतिरिक्त ध्यान दें। सर्दियों में उन्हें हीटर के सामने रखकर जला न लें।

त्वचा की देखभाल

त्वचा को बैक्टीरिया और फफूँद से बचा कर रखें। शरीर की साफ-सफाई रखें। स्नान के बाद बदन को तौलिए से ठीक से सुखाएँ। नितंबों, कटि-प्रदेश, बगलों और स्तनों के नीचे के भाग में नमी रह जाने पर इन सूक्ष्म रोगाणुओं को बढ़ने का मौका मिल जाता है।

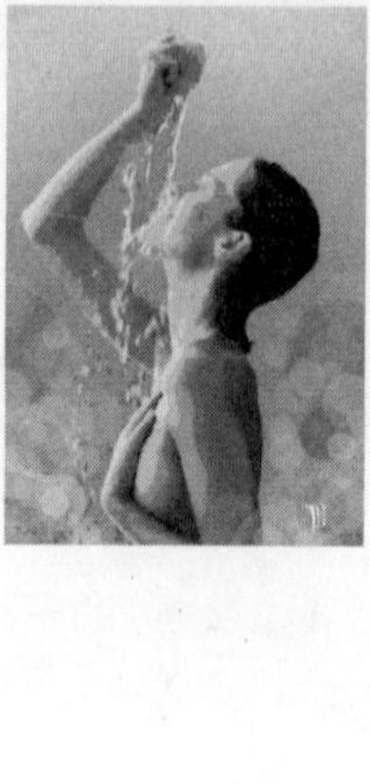

शुष्क मौसम में त्वचा की नमी बनाए रखने के लिए म्वाइस्चराइजिंग लोशन या नारियल का तेल लगाएँ। किसी भी अंग में खरोंच लगने या जख्म होने पर उस पर ध्यान दें। किसी भाग के लाल होने, उसमें दर्द और सूजन होने पर तुरंत डॉक्टर से सलाह लें। शुरू में ही सही उपचार पाने से स्थिति जल्द नियंत्रण में आ जाती है।

जब सफर पर जाएँ

● अपने साथ पर्याप्त मात्रा में इंसुलिन/डायबिटीज-रोधी दवा ले जाएँ। दवा अपने हैंडबैग में ही रखें। हवाई यात्रा में कभी-कभी सामान की लोडिंग के समय गलती हो जाने से सूटकेस पहुँचने में देर भी हो सकती है। डॉक्टर की पर्ची सदा अपने पास रखें। विदेश यात्रा में टाइम जोन का ध्यान रखें और समय से दवा लेना न भूलें।

● अपने बैग में ग्लूकोज़, बिस्कुट या टॉफी जरूर रखें। भोजन मिलने में कभी देर होती दिखे और हाइपोग्लाइसीमिया के लक्षण दिखें, इससे पहले ही स्थिति को सँभाल लें।

● सफर पर जाते समय नए जूते न पहनें, उनसे परेशानी होना बहुत मंहगा पड़ सकता है।

● जहाँ जाएँ, वहाँ की स्थानीय भाषा में यह कहना सीख लें कि 'मैं डायबिटिक हूँ। मुझे डॉक्टर के पास ले चलें।'

इमरजेंसी की घड़ियाँ

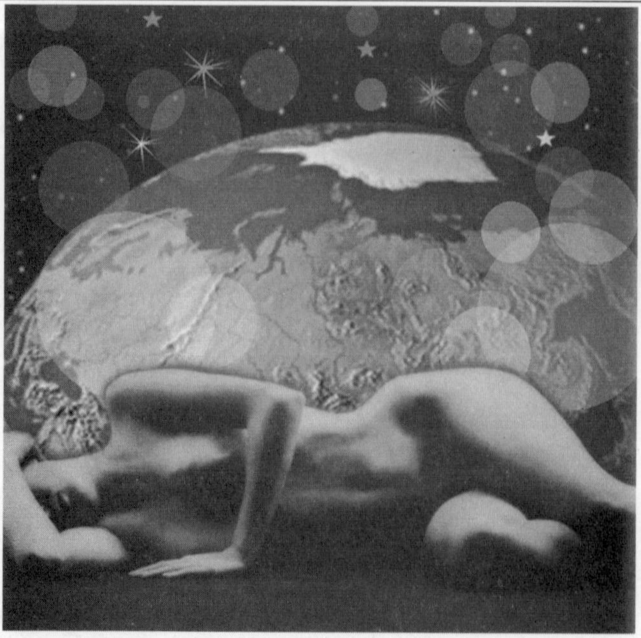

डायबिटीज के साथ जीवन में दो संकटमय अवस्थाएँ कभी भी उपज सकती हैं। पहली जिसमें ब्लड शुगर अचानक कम हो जाती है और दूसरी, जिसमें रोग के प्रति ढील बरतने से शरीर की पूरी जैव-रासायनिकी गड्डमड्ड हो जाती है। इन दोनों कठिन स्थितियों के लक्षणों को ठीक-ठीक पहचानना और उनके प्रति सजग रहना हर रोगी और उसके परिवारजनों का धर्म है। समय से उपचार पाकर इन मुश्किल घड़ियों से उबरा जा सकता है।

हमारे जीवन का ताना-बाना मिले-जुले, अच्छे-बुरे धागों का उलझा हुआ गुच्छा है।

शेक्सपियर
आल्स वेल डैट एंड्स वैल

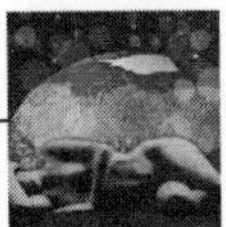

जब ब्लड शुगर घट जाती है (हाइपोग्लाइसीमिया)

ब्लड शुगर का अचानक कम होना जीवन को बहुत बड़े संकट में डाल देता है। यह इमरजेंसी कई स्थितियों में पैदा हो सकती है। दवा लेने के बाद समय से भोजन न कर पाने, अधिक इंसुलिन या दवा ले लेने या आकस्मिक शारीरिक मेहनत-मशक्कत करने से खून में शुगर अकस्मात् इतनी कम हो जाती है कि शरीर के सभी अंगों पर इसका बुरा असर दिखने लगता है। सबसे गहरा असर मस्तिष्क पर पड़ता है जो ग्लूकोज़ के बिना भूखा-प्यासा ही बैठा रहता है। यदि स्थिति को समय से सँभाला न जाए, तो जान भी जा सकती है।

पहचान

अचानक बार-बार उबासी आती है, कमजोरी लगती है, बेचैनी होती है, कँपकँपी और पसीना छूटने लगता है, जोर से भूख लग आती है, होंठों पर सरसराहट और पैरों में लड़खड़ाहट अनुभव होती है, सरदर्द करने लगता है, आँखों के आगे अँधेरा छा जाता है, सर चकराने लगता है और दिल की धड़कन बढ़ जाती है। यह ऐसा अनुभव है कि एक बार हो जाए तो सदा याद रहता है।

व्यवहार पर भी प्रभाव पड़ता है। अच्छा-भला आदमी अचानक लड़ाई- झगड़े और गाली-गलौज पर उतर आ सकता है। कोई-कोई हिंसक भी हो उठता है। स्थिति इतनी बिगड़ सकती है कि रोगी असामाजिक व्यवहार के आरोप में हवालात के अंदर बंद हो जाए। लेकिन कुछ रोगी अचानक ही बिल्कुल सुस्त हो जाते हैं। अब भी सुध न ली जाए तो बहोशी छा जाती है, दौरे पड़ सकते हैं और व्यक्ति कोमा में भी जा सकता है। यह स्थिति प्राणलेवा साबित हो सकती है।

उपचार

हाइपोग्लाइसीमिया के लक्षणों के प्रति चौकस रहें। शुगर क्यूब्स, मीठी गोलियाँ, बिस्कुट या ग्लूकोज़ हमेशा पास रखें। यह सावधानी कठिन घड़ी में जीवनदायक साबित हो सकती है। प्रथम लक्षण दिखते ही मुँह में मीठा डाल लें। देर करने से जान खतरे में पड़ सकती है। परिवारजनों, संगी-साथियों और मित्रों को भी हाइपोग्लाइसीमिया के बारे में बता कर रखें। जरूरत होने पर वे ही आपकी मदद कर सकते हैं।

अगर मीठा लेने के बाद भी हालत में सुधार न हो, या बेहोशी छाने लगे तो समय नष्ट किए बिना तुरंत डॉक्टर की मदद लें। पास में कोई न हो तो 102 नम्बर पर फोन कर एम्बूलेन्स मँगवा लें। यदि व्यक्ति बेहोश हो जाए, तो उसके पासवालों को तुरंत ही उसे निकट के अस्पताल या नर्सिंग होम में ले जाना चाहिए। इस समय हर पल बेशकीमत है। बेहोशी की हालत में उसके मुँह में कुछ न डालें। ऐसे में डॉक्टर शिरा से ग्लूकोज़ और ग्लूकागोन देकर स्थिति को सुधारने की कोशिश करता है। ग्लूकागोन एक हार्मोन है, जो इंसुलिन के विपरीत काम कर ब्लड शुगर बढ़ा देता है।

डायबिटिक कीटो-एसिडोसिस

डायबिटीज की दूसरी बड़ी इमरजेंसी कीटो-एसिडोसिस है। यह टाइप-1 डायबिटीज में उपजने वाली गंभीर स्थिति है। इंसुलिन की खोज से पहले 50 प्रतिशत रोगी इसी के कारण दुनिया से कूच कर जाते थे। अब यह स्थिति कम ही देखी जाती है। कोई रोग के प्रति ढील छोड़ दे या किसी प्रतिकूल स्थिति के कारण शरीर की इंसुलिन की माँग अचानक बढ़ जाए तभी यह संकट उत्पन्न होता है। दिल का दौरा, सेरिब्रल स्ट्रोक, नीमोनिया, मूत्रीय प्रणाली का तीव्र संक्रमण, कोई बड़ी चोट लगने पर यह इमरजेंसी पैदा हो सकती है। ऐसे में शारीरिक जैव-रासायनिकी पूरी गड्डमड्ड हो जाती है। ब्लड शुगर बहुत बढ़ जाती है, पर शरीर में इंसुलिन की कमी होने के कारण कोशिकाओं को ग्लूकोज़ नहीं मिल पाता। शरीर ग्लूकोज़ बनाने की पुरजोर कोशिश करता है। पहले जिगर में जमा ग्लाइकोजन, फिर शरीर में जमा प्रोटीन और वसा को यह ग्लूकोज़ में बदलता है। इससे शरीर में नुकसानदेह वसीय अम्ल इकट्ठे होने लगते हैं, खून में कीटोन आ जाते हैं, शरीर के भीतर पानी व लवणों की कमी हो जाती है, मूत्र में भी कीटोन आने लगता है और कार्बन डायऑक्साइड के बढ़ने से साँस बहुत तेज हो जाती है।

पहचान

कीटो-एसिडोसिस के लक्षण आसानी से पहचान में आ जाते हैं। तेज प्यास लगती है, लघुशंका के लिए बार-बार बाथरूम जाना पड़ता है। पेट में तेज दर्द हो सकता है। नजर में धुँधलापन आ जाता है। बार-बार उल्टियाँ होती हैं। होंठ, जीभ और गला सूखते हुए मालूम देते हैं। साँस फूलने लगती है और साँस में सड़े हुए फलों जैसी बास आती है। नब्ज कमजोर पड़ जाती है। अब भी इलाज न होने से मरीज बेहोश हो जाता है और उसकी जान पर बन आती है। यह बेहोशी गहरी होती जाती है और डायबिटिक कोमा में बदल जाती है। इससे मरीज का बच पाना मुश्किल होता है।

उपचार

उपचार के लिए किसी अस्पताल या नर्सिंग होम में चौबीसों घंटे भर्ती होना पड़ता है। मूत्र और रक्त की जाँच से पूरी स्थिति समझकर शरीर की बिगड़ी हुई जैव-रासायनिकी को जल्द-से-जल्द सुधारने की कोशिश की जाती है। रक्त-अम्ल के स्तर को सुधारने और शरीर में आयी पानी की कमी को दूर करने के लिए उचित कदम उठाए जाते हैं। ब्लड शुगर पर नियंत्रण पाने के लिए इंसुलिन तथा शरीर में पानी और इलैक्ट्रोलाइट की कमी पूरी करने के लिए उनका घोल शिरा से चढ़ाया जाता है। स्थिति को पूरी तरह नियंत्रण में आने में काफी समय लगता है, पर पहले 24 घंटे ठीक-ठाक बीत जाएँ तो आशावान हुआ जा सकता है।